Monthly Book

Medical Rehabilitation
編集企画にあたって………

「あなたは最期の時をどこで過ごしたいですか？」もしそう聞かれたら，どう答えるでしょう．あるいは「大事な家族を，あなたはどこで看取りたいですか？」と聞かれたら？

今からは想像もつかないですが，1950年代に自宅で亡くなる方の割合は8割を超えていました．80年くらい前までは，「家で死ぬ」ことが当たり前であったのです．その後40年くらいの間に自宅で亡くなる方は急激に減り，現代では「病院で死ぬ」ことが当然のこととなりました．

そんな現代でも，状況によっては，「できれば自宅で最期を迎えたい」「残りの人生を自宅で過ごしたい」「家族を自宅で看取りたい」と考える方は多いのではないでしょうか．

「自宅で自分らしく最期まで過ごしたい」

そのような方々の思いを支援すべく，在宅終末期がん治療・ケアは進んできています．国の政策もそれを推奨しています．

そんな中，リハビリテーション医療ができることは何でしょうか．

今回，「最期まで家で過ごしたい─在宅終末期がん治療・ケアにおいてリハビリテーション医療ができること─」というタイトルで，在宅における終末期がん治療・ケア，リハビリテーションの「いま」を，医師や看護師，療法士の方々にまとめて頂きました．近年広まったACP（advance care planning）をもとにしたその人らしさを大切にした支援，病院と地域の連携，職種間の連携，訪問看護や訪問リハビリテーションの実際，栄養管理と摂食嚥下，相談支援など，様々な角度からそれぞれのエキスパートの先生方に熱い思いを語って頂きました．

どのような方法によって最期まで自宅で過ごすことができるか，そこでリハビリテーションに何ができるのかということを考えるきっかけや，実際に現場でどのようにリハビリテーションを進めていけばよいかの参考になれば幸いです．

がんのリハビリテーションという言葉が広く知られるようになってきた現在でも，リハビリテーションは「治るためにやること」「よくなる人がやること」というイメージは強く，終末期にリハビリテーションという言葉は結びつきにくいかと思います．

しかし，「その人らしさを取り戻す」という意味を持つリハビリテーションこそ，人生の最期に必要なものではないでしょうか．

2023年1月
大森まいこ

JN117581

Key Words Index

Writers File

ライターズファイル（50音順）

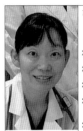

大森まいこ
（おおもり まいこ）

1999年	慶應義塾大学医学部卒業 同大学医学部リハビリテーション医学教室入局
2001年	同大学月が瀬リハビリテーションセンター
2003年	同大学医学部リハビリテーション医学教室
2005年	川崎市立川崎病院リハビリテーション科
2006年	慶應義塾大学医学部リハビリテーション医学教室
2017年	国立病院機構埼玉病院リハビリテーション科, 医長
2020年	同, 部長

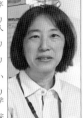

熊谷靖代
（くまがい やすよ）

1991年	千葉大学看護学部卒業 聖路加国際病院
1996年	千葉大学大学院博士前期課程 国立がんセンター中央病院
2006年	社会保険中央総合病院（JCHO東京山手メディカルセンター）
2007年	がん看護専門看護師
2011年	千葉大学大学院看護学研究科専門看護師強化コース修了
2012年	リンパ浮腫療法士
2015年	JCHO東京新宿メディカルセンター
2016年	野村訪問看護ステーション

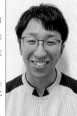

杉浦将太
（すぎうら しょうた）

2015年	藤田保健衛生大学卒業 理学療法士免許取得 医療法人明和会辻村外科病院
2017年	株式会社メッドインフォマティクスまごころの杜訪問看護ステーション
2019年	医療法人陽明会まごころの杜副施設長兼務
2020年	同, 施設長
2021年	公認心理士取得 認定理学療法士（神経筋疾患）取得 終末期ケア専門士取得

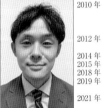

尾関伸哉
（おぜき しんや）

2010年	中部リハビリテーション専門学校卒業 済衆館病院リハビリテーション科
2012年	愛知医療学院短期大学専攻科
2014年	同上卒業（保健学学士）
2015年	ナースコール株式会社
2018年	株式会社マリアーナ
2019年	名古屋大学大学院医学系研究科博士前期課程
2021年	同修了（リハビリテーション療法学修士）
2022年	名古屋大学大学院医学系研究科博士後期課程

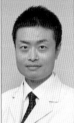

黒野義明
（くろの よしあき）

2010年	愛知県立大学文学部社会福祉学科卒業 静岡県立静岡がんセンター疾病管理センター在宅・転院支援室
2016年	同患者家族支援センター在宅転院支援室

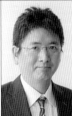

中村幸伸
（なかむら ゆきのぶ）

2002年	鳥取大学医学部医学科卒業 財団法人倉敷中央病院循環器内科
2007年	三育会新宿ヒロクリニック
2009年	つばさクリニック開設
2011年	医療法人つばさ開設
2014年	つばさクリニック岡山開設

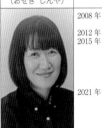

川村幸子
（かわむら ゆきこ）

2008年	千葉健愛会あおぞら診療所新松戸
2012年	のぞみの花クリニック
2015年	独立行政法人国立がん研究センター東病院認定看護課程緩和ケア分野学科修了 緩和ケア認定看護師取得
2021年	上智大学グリーフケア研究所認定臨床傾聴士取得

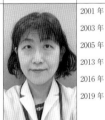

佐藤恭子
（さとう きょうこ）

2001年	筑波大学卒業 同大学小児科入局
2003年	川崎市立川崎病院総合診療科
2005年	川崎市立井田病院緩和ケア内科
2013年	昭和大学病院リハビリテーション科, 助教
2016年	川崎市立井田病院緩和ケア内科, 医長
2019年	同, 部長

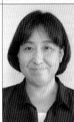

星野　暢
（ほしの みちる）

2001年	国際医療福祉大学保健医療学部作業療法学科卒業 東大宮総合病院（H27.7より彩の国東大宮メディカルセンター）
2005年	同法人東大宮訪問看護ステーションへ異動
2010年	慶應義塾大学医学研究科がんプロフェッショナル養成プラン インテンシブコース修了
2011年	Vodder式リンパ浮腫セラピスト養成講習会BasicTraining修了
2014年	認定訪問療法士（日本訪問リハビリテーション協会）取得

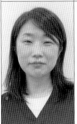

工藤由紀
（くどう ゆき）

2004年	社会医学技術学院夜間部PT学科卒業 国立病院機構東京病院
2012年	国立メディカルケア訪問リハビリテーション／デイサービス
2014年	訪問看護ステーションきずな
2015年	医療法人循和会朝霞中央クリニック訪問リハビリテーション, 管理者 同法人さくら訪問看護ステーション（兼務）

Contents

最期まで家で過ごしたい
―在宅終末期がん治療・ケアにおいて リハビリテーション医療ができること―

編集企画／埼玉病院部長　大森まいこ

Monthly Book

MEDICAL REHABILITATION No.284/2023.2 目次

編集主幹／宮野佐年　水間正澄

読んでいただきたい文献紹介

　毎年刊行されている「ホスピス緩和ケア白書」が，2021年に「がんのリハビリテーションと緩和ケア」を特集としたことは，画期的なことであった．緩和ケアにおけるリハビリテーションの現状と課題，各施設の取り組みなどがまとめられており，これを読んでいただければ緩和ケアにおけるリハビリテーションの役割を理解することができる．

　末期がん患者へのリハビリテーションのエビデンスについては，2013年に発行された「がんのリハビリテーションガイドライン」の初版において，「リハビリテーションが必要な在宅進行がん・末期がん患者」のタイトルで6つのクリニカルクエスチョンが挙げられている．呼吸困難に対する呼吸法指導や疼痛，倦怠感に対するマッサージなどについてはエビデンスが示されている．2019年に発行された第2版でも同じように，緩和ケアを主体とする時期の進行がん患者に対して，病状の進行や苦痛症状に合わせた包括的リハビリテーション治療を行うことを推奨するエビデンスは示されており，いずれも緩和ケアにおけるリハビリテーションの有用性について確認する意味でも一度読んで頂きたいと思う．

　そのうえで実際にリハビリテーションをどのように進めていくかということは，「がんのリハビリテーションマニュアル　周術期から緩和ケアまで」に具体的にまとめられている．

　最後に本書のタイトルからはややはずれるかもしれないが，患者さん，ご家族だけでなく，自分自身の「生きて死んでいくこと」も考えることによって，「その人らしさを取り戻す」リハビリテーションにつながるのではという思いから2冊の本を紹介したい．

　「死ぬ瞬間の5つの後悔」は，数多くの「最期」を看取った介護ヘルパーが，その人たちの死の床で聞いた，共通する後悔を記したものである．「もっとお金を儲ければよかった」という人はおらず，「自分に正直に生きればよかった」「働きすぎなければよかった」などの気持ちが訴えられている．本邦でも長年緩和医療に携わってきた大津先生の書かれた「死ぬときに後悔すること25」にも同様に患者さん達の「こう生きればよかった」という思いが込められており，「どう生きていくか」ということがすなわち「どう死ぬか」という意味を持つということを改めて感じさせるものである．

1) 辻　哲也ほか（編）：ホスピス緩和ケア白書2021（がんのリハビリテーションと緩和ケア—その人らしさを大切に），青海社，2021.
2) 日本リハビリテーション医学会/がんのリハビリテーションガイドライン策定委員会（編）：がんのリハビリテーションガイドライン第1版，136-145，金原出版，2013.
3) 日本リハビリテーション医学会/がんのリハビリテーションガイドライン策定委員会（編）：がんのリハビリテーションガイドライン第2版，258-290，金原出版，2019.
4) 辻　哲也（編）：がんのリハビリテーションマニュアル　周術期から緩和ケアまで第2版，医学書院，2021.
5) ブロニー・ウェア：死ぬ瞬間の5つの後悔，新潮社，2012.
6) 大津秀一：死ぬときに後悔すること25，致知出版社，2009.

（大森まいこ）

MB Med Reha **No.284**：1-13, 2023

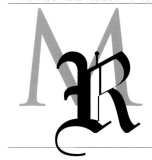

特集／最期まで家で過ごしたい
　　―在宅終末期がん治療・ケアにおいてリハビリテーション医療ができること―

がん終末期の在宅療養者生活と希望を支える
―訪問リハビリテーションの関わり―

工藤由紀*1　米田武史*2

Abstract　がん終末期における在宅支援の目的は，「患者・家族に，穏やかで後悔しない人生を最期まで生ききってもらうこと」である．患者の希望するカタチは多様で，在宅では本人のみならず介護を担う家族も同様に対象となり，それぞれの実情にあった多職種の関わりが必須となる．その中で，リハビリテーションがチームの中で果たす役割は大きいと考える．在宅におけるがん終末期リハビリテーションの役割は，「希望を支える」「その人らしさを最期まで支える」ことを土台とし，①「今」の生活機能を最大に支える，②症状の緩和，③心理的サポート，④家族ケアに集約されると考える．また，本人の希望や価値観を知り，どう過ごしていきたいか，どこまでの医療を受けたいと思っているかなど，関わるスタッフが想いを受け止め，ともに実践する支援者でいることが求められる．そのための手段として ACP（advance care planning）の実践が重要であり，療法士も関わる一員として取り組むための力を身につける必要がある．

Key words　希望（hope），在宅支援（home support），がん終末期（terminal cancer），がんのリハビリテーション（cancer rehabilitation）

はじめに

　がん終末期における在宅支援の目的は，「患者・家族に，穏やかで後悔しない人生を最期まで生ききってもらうこと」であると考える．その目的を果たすためには，どのような状況においても最期まで何らかの希望を持ち続けることが大切であり，在宅支援においてもがん患者が生きる力となるよう希望を支え続ける介入のあり方が求められる．本稿では，がん終末期における在宅支援の目的，在宅支援の現状と体制，訪問リハビリテーションの役割と課題，患者の希望を支える advance care planning（ACP）の実践について概説する．

がん終末期における在宅支援の目的

　がん終末期という人生の最終段階を，自宅で過ごしたいと考えている人はいったいどれくらいいるだろうか[1]（**図1**）．厚生労働省の人生の最終段階における医療に関する意識調査では，がん患者の最期の療養場所の希望として 69.2% の人が自宅で過ごしたいとの回答を得たが，実際の在宅看取り率は[2]12% 程度という結果であった．要するに多くの人が最期まで自宅で過ごしたいと考えているものの，多くの人がそれを諦めて病院で死を迎えているという現状がある．

　がん終末期における在宅支援の目的は，「患者・家族に，穏やかで後悔しない人生を最期まで生ききってもらうこと」である．最期まで '家族と過ごしたい'，'好きな食事を楽しみたい'，'趣味を続けたい'，'自分でトイレに行きたい'，など希望する生活は多様で，その人が何を大切にしてきたかによって重要度も異なり希望の表出の仕方も

---

*1 Yuki KUDO，〒351-0007 埼玉県朝霞市大字岡 79 番地 3　医療法人循和会 朝霞中央クリニック訪問リハビリテーション，管理者
*2 Takefumi YONEDA　同クリニック，院長

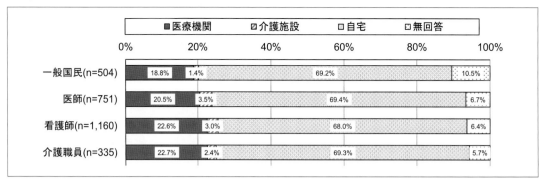

図1. 最後を迎えたい場所

（文献1より引用）

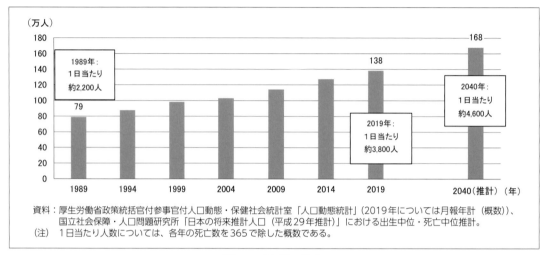

図2. 死亡数の推移

（文献3より引用）

異なる．また，自宅生活においては病院や施設と異なり，最期まで父親として，母親として，または夫としてなど，これまでの生活の延長上にある自身の役割を自然と全うすることができる．そしてそれらの希望する生活や役割は，可能な限りの症状コントロールとADL維持，介護力のうえで成り立っていることが多い．住み慣れた自宅を諦めて病院看取りを選択する．そこにはそれらが引き起こした諸問題が大きく関与しており，私たち在宅支援者はこれらの問題に対しあらゆる手段を駆使し柔軟に対応することが求められる．

私たちは，患者のQOLを支えるため，できる限りの苦痛を取り除き，「自分のことは自分で決める」という当たり前のことを支え，最期まで希望を持ち続けられるよう関わりを行うため，自らも信頼される支援者となれるよう成長していかな

ければならない．

がん終末期における在宅支援の現状と体制

現在，日本における年間の死亡者数は，世界に類を見ない高齢化の中で増加する一途であり，2019年には130万人に達し，2040年には168万人に達すると推定されている（**図2**）[3]．2020年の1世帯あたりの平均人数は2.26人で，単独世帯と核家族世帯が90％以上を占めている．要するにがん終末期患者を抱える世帯は介護者1人であることが多いということになる．また，医療費の高騰とあいまって，政府も在宅医療の体制構築にかかる指針などにおいて，その目標を，「住み慣れた自宅や介護施設等，患者が望む場所での看取りを行うことができる体制を確保すること」として在宅看取りを後押しする政策を打ち出している．その甲斐

もあり⁴⁾,在宅支援診療所の届け出数が，2007年は10,477件であったのに対し2012年には13,758件，訪問看護ステーションの届け出数は，2007年が5,527件であったのに対し2012年には6,215件と増加傾向となっており，国が求める「患者が望む場所での看取りを行うことができる体制」を構築しつつある．患者が自宅生活を継続する場合，医療・介護・福祉が一体となってその方の生活を支える．具体的には，在宅支援診療所・訪問歯科・訪問看護ステーション・訪問リハビリテーション・訪問調剤薬局・居宅介護支援事業所・訪問介護事業所・訪問入浴サービスなど種々のサービスなどがそれに当たり，どれも欠かすことのできない職種であり，患者1人1人の実情に合わせた形で関わっている．患者が自宅生活をするにあたり，これらの職種は患者の身体的・精神的サポートに必要不可欠な役割を果たすことになり，職種によっては24時間での対応は必須となる．

在宅支援診療所は，症状緩和の点で非常に重要な役割を担うことは明白である．患者の身体的苦痛を取り除くことは，精神的苦痛を取り除くことにつながる．苦痛を取り除かなければ，肯定的な気持ちを抱くことはできず，希望も見いだせないことになる．当クリニックでは「在宅の可能性を拡げる」という理念のもと，在宅でできる治療や検査などを可能な限り実現することにより，本来病院へ行かなければできなかった治療や検査を在宅で行うことで，その方の在宅での症状緩和や在宅療養の継続に大きく寄与していると考えている．また，がん終末期の患者を看るにあたって訪問看護ステーションの存在は必須である．訪問看護師は，医療的な処置や状態観察を行い，生活上のケアを実施し，入浴や排泄介助などを行う中でヘルパーと役割を分業するなど，医療面・介護面において中心的な役割を担っている．精神的なサポートや家族ケアにおいても重要な役割を果たし，患者・家族に安心感を与えることのできる存在である．

がん終末期は，病状の変化によって介護状況や生活状況は短期間に変化が見られ，それに伴いタイムリーな支援を求められる．病状の悪化や

ADLの変化があることも想定しながら，他職種と協業して福祉用具や住宅改修，吸引器などの手配を行い，必要な介護サービスを導入し，それらを組み合わせてケアプランを立てること，介護認定の区分変更などはタイミングを逸しないような判断が必要となり，生活サポートのマネジメントにケアマネジャーの関わりは欠かせない．

また，進行していくADL低下の中，今の生活機能を最大にし，患者・家族に希望を与え，QOLの質を保ち在宅生活継続に寄与する療法士の役割は非常に大きいものだと考えている．次項ではそれについて言及する．

一方，病院の在り方も支援体制として重要である．どれだけ自宅で可能な医療・介護を施したとしても，患者の病状は進行しADLの低下や介護力の増大は免れることができない．「家族に迷惑をかけたくない」とする方も多く，支援者がベストを尽くしても病院へ入院されていく方も多いのが現状である．そのため，それまで通院していた一般病院に加え，緩和ケア病棟を有する病院のバックアップも必要となる．いつでも入院できる体制を整えておくことは，患者・家族が安心して自宅生活を送ることにつながる．

在宅におけるがん終末期 リハビリテーションの役割

在宅におけるがん終末期リハビリテーションの役割は，「希望を支える」「その人らしさを最期まで支える」ことを土台とし，①「今」の生活機能を最大に支える，②症状の緩和，③心理的サポート，④家族ケアに集約される．

1．「今」の生活機能を最大に支える

在宅でADLを支えることにおいては，できる限り普段通りの生活に近づけることが目的であり，①ADL支援，②悪液質と廃用症候群に対する身体活動の維持・向上，③摂食・嚥下障害に対する支援が療法士の関わりとしては大きい．

1）ADL支援

がん終末期は，本人の意志や生活上のニーズにより，本人が優先する生活動作をぎりぎりまで継

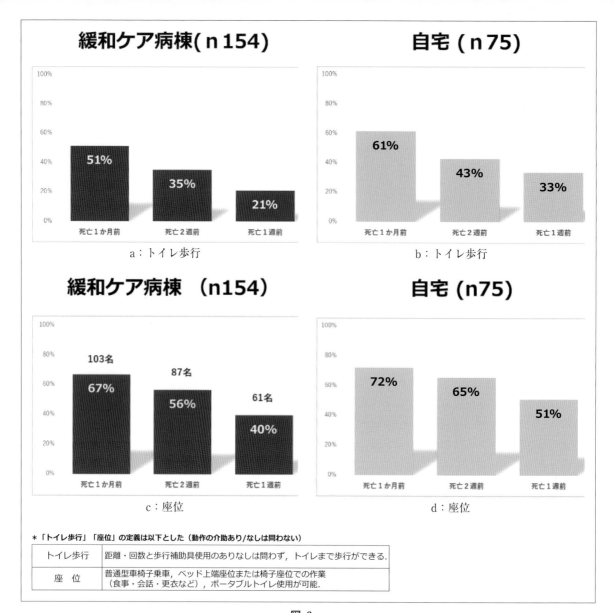

緩和ケア病棟(n 154)

a：トイレ歩行

自宅 (n 75)

b：トイレ歩行

緩和ケア病棟 （n154）

c：座位

自宅 (n75)

d：座位

＊「トイレ歩行」「座位」の定義は以下とした（動作の介助あり/なしは問わない）

| トイレ歩行 | 距離・回数と歩行補助具使用のありなしは問わず，トイレまで歩行ができる． |
| 座　位 | 普通型車椅子乗車，ベッド上端座位または椅子座位での作業（食事・会話・更衣など），ポータブルトイレ使用が可能． |

図 3.
（図 a・c：文献 6 より引用，図 b・d：2022 在宅調査—在宅での後方的研究—，工藤由紀）

続していることが多い．そのため，状態が刻々と変化する中において，代替方法を駆使しながら動作方法や環境をその都度検討し，介護方法については家族の疲労や負担と折り合いをつけながら調整を行うこと，転倒や急変などのリスクに対する緊急対応の対策を立てるなどが必要となる．徐々に消耗性が進行するため，休養と活動のバランスを見ながら本人にとって優先度の高い活動や生活行為を優先し，例えば，ベッドの座面を高くし立ち上がりやすくする，歩行器を使用するなど，消エネ・効率性を考慮した動作方法を提案すること

も必要である．将来の生活機能や介護負担，リスクなどを見通せること，その調整を他部門と行えることは療法士の得意とするところであり，本人や家族が慌てず，落胆することが少なくなるよう関わることが重要である．

がん終末期は，亡くなる最期の時まで活動をしている方が多く見られ，恒藤は，余命 2 週頃から自力移動障害の頻度が高まり，亡くなる直前まで食事や会話などをしていることを示している[5]．

図 3 は，筆者が緩和ケア病棟 154 名，在宅看取りとなったがん患者 75 名に対し，「トイレ歩行」と

「座位」の実態調査を行ったものである．トイレ歩行は，緩和ケア病棟において死亡1週前で21％の人が，在宅においては死亡1週前で33％の人が行っていた．座位は，緩和ケア病棟において死亡1週前で40％の人が，在宅においては死亡1週前で51％の人が行っていた．緩和ケア病棟と在宅双方において，多くの人が亡くなる直前までトイレ歩行やポータブルトイレでの排泄など何らかの排泄動作を継続していることが示唆された[6]．

「1日でも長くトイレに行きたい」と希望する背景には，「家族に迷惑をかけたくない」「これだけは譲れない」という意思が働いていることが多く，「自尊心」や「自己コントロール感」，「負担感」に影響している．排泄に不安があると，失敗を恐れて人前に出るのが嫌になったり，外出を控えたりすることがある．単に生活ニーズとしての排泄だけではなく，排泄への不安が人生の楽しみをなくしてしまうなど，生きることへの不安につながることも多く，人生の最終段階においても大きなテーマとなる．

トイレ歩行が徐々に困難になる中で，療法士は，代替手段や動作の変更を患者や家族と検討することになる．「排泄のお世話を誰にゆだねるか」「排便だけはトイレでしたい」など，その中でも譲れないものは何かを受け止め，実際にその動作をともに行う過程において，患者自らが動作の選択を行い，自身の想いに近づくことが大切である．

2）悪液質と廃用症候群に対する身体活動の維持・向上

がんによる悪液質は，症状の進行に伴い，食欲不振と進行性の異化亢進に伴う全身機能低下であり，脂肪組織と骨格筋の両方が消耗する病態である．それに加え，治療による有害反応や倦怠感，気力の低下から安静臥床の時間が長くなる傾向があり，廃用症候群を生じやすく，さらに活動性が低下するという悪循環に陥りやすい．まずは，できるだけ日常生活の中で離床の機会を確保することを目指し，座位時間の延長や自宅内や自宅周囲の歩行などが好きな活動や続けたい活動につなが

るなど，本人が起きることへの理由付けとなることが重要である．

3）摂食・嚥下障害

「食べる」ことは，楽しみや生きている実感であり，「最期まで食べたい」「食べて欲しい」と希望する患者・家族は多い．終末期は，全身衰弱・悪液質・意識障害などを伴う患者もおり，誤嚥性肺炎を発症しやすい状況がある．嚥下困難な原因に対し，積極的介入を行うことは難しいことが多く，食形態や一口量の検討，姿勢の調整，嚥下方法などの対処療法が主となる．終末期の食は，栄養補給としての役割に重きを置かなくなることが多い．「何を」「どこで」「誰と」食べたいなど本人の食べることへの想い，それぞれの家庭の食文化，家族の大切な時間や思い出としての食事など，本人の想いに寄り添うことが大切である．また，家族は食を提供することにやりがいや充実感を持っていることが多く，家族ができることを一緒に探していくことも食支援につながると考える．

2．症状の緩和

がん終末期の症状緩和に対するリハビリテーションアプローチとして特徴的なものは，① 疼痛の緩和，② 呼吸困難感の緩和，③ 倦怠感の緩和，④ 浮腫の緩和である．療法士は，安静と活動，生活全体をイメージする中で生活上の動作を評価することが大切であり，医師による必要な薬物や酸素投与などによる症状コントロールと併せて，物理療法や運動療法，動作方法を展開する．

1）疼痛の緩和

がん性疼痛の頻度は，終末期において76.7％に達する（**表1**）[7]と言われており，患者のQOLを大きく左右する．痛みは本人のみが感じる自覚的症状であり，訴えに対しては否定せずにそのままの症状体験を丁寧に傾聴し，「辛さをわかってもらえた」と本人が思えることが大切である．訪問時には，どのような時にどのくらい痛みが生じているのか，レスキュードーズの使用状況や内服状況の効果はどうかなどを確認し，必要時には医師・看護師につなぐなど，その連携作業は後回しにで

表 1. 末期がん患者の主要な
身体症状の頻度（206 例）

症 状	例 数	割合(%)
全身倦怠感	201	97.6
食欲不振	195	94.7
痛み	158	76.7
便秘	155	75.2
不眠	130	63.1
呼吸困難感	107	51.9
悪心・嘔吐	95	46.1
混乱	65	31.6
自然喘鳴	52	25.2
腹水	50	24.3
胸水	49	23.8
不穏	36	17.5

（文献 7 より引用）

きない．そのうえで，痛みをできるだけ回避できる動作方法や環境設定，安楽なポジショニング，リラクセーション，マッサージ，温熱療法などの物理療法を展開する．長期臥床による褥瘡や関節拘縮による痛み，その他運動器疾患による痛みなどに対しては，見逃すことなく療法士が中心的な存在となり症状の緩和を図りたい．

骨転移においては，在宅では新たな転移や病的骨折が曖昧になることも多く，必要な医療情報が得られないことも多くある．そういった背景認識や予測をし，必要時には医療情報の確認を行い，告知レベルや本人の認識度を把握したうえで，病的骨折や痛みを回避しやすい動作指導・生活動作方法の選択を行っていくことが必要である．

2）呼吸困難感の緩和

がん終末期の呼吸困難感は 51.9％に認められる（**表 1**）[7]．呼吸困難感は，心因的な要素も関わり複雑な症状として現れるため評価が難しい場合もあるが，死への恐怖心や不安感を増強させ，QOLを大きく阻害するため，その対処法を知っておくことは非常に大切である．安静時における呼吸困難感に対しては，普段の姿勢に少し修正を加える程度で，軽減を得られることも多い．例えば，正しくベッドアップを行うことで胸部の圧迫が解除される，クッションを利用し上肢で体幹を支える

ことで呼吸筋を効率よく働かせる，ポジショニングで側臥位が楽にとれる，姿勢や福祉用具の調整によって呼吸しやすいだけでなく筋肉の緊張の緩和が得られるなどである．療法士は，その場で前後の評価を行い，家族も普段行える即時効果の得られやすい対処法を提案できることで，本人も家族も安心感を得られることが多い．日常生活動作における呼吸困難に対しても，いつどのような時にどのくらい呼吸困難が生じているのかを評価し，十分な薬物療法や酸素投与と併せて呼吸法や環境設定，動作方法の検討をタイムリーに行うことが必要である．痰の喀出困難による呼吸困難に対しては，体位排痰法が有効なことが多い．在宅療養者は，状態が悪化すると仰向けで寝ている方が多く見られる．側臥位やベッドアップにより呼吸状態の悪化や苦痛を伴う場合には考慮が必要であるが，日常から排痰を促し，換気促進を行えるよう，効果を説明していくことが大切である．

3）倦怠感の緩和

全身倦怠感は，末期がん患者の 97.6％に見られる（**表 1**）[7]．その機序は複合的であり，日常生活の妨げとなるほどの辛く持続する主観的な感覚であり，身体的，精神的，認知的な疲労または消耗感である[8]．ガイドラインでは，運動療法は非薬物療法の中で最も強い有効性のエビデンスがあり，その要因は心肺機能の改善・気分の改善・睡眠の改善にあると示されている．がん終末期は，悪液質の進行による体力低下に加え安静臥床による廃用性の体力低下があり，さらに全身倦怠感を増強させるというような悪循環をきたしていることが多い．自身で行う積極的な運動は困難な状況であっても，ベッド上の自動運動や自動介助運動，できる限り生活の中で離床し活動しやすい環境作りやストレッチなどの関わりを行うことで倦怠感の軽減を図ることにつながる．

4）浮腫の緩和

終末期における浮腫は，リンパ郭清を伴う悪性疾患の手術後に発症するリンパ浮腫と全身状態の悪化に起因する浮腫が含まれており，複合的理学

療法や治療による症状の改善は困難なことも多く，不快感の軽減や，症状の緩和など対処療法が主体となる．浮腫は，ボディイメージの変化やADLの低下などによりQOLを低下させる悩ましい病態である．四肢の浮腫によって苦痛を生じている場合や，ADL低下をきたしている場合は，適切な圧迫療法や患肢挙上を行うなどにより，局所の浮腫軽減や柔らかさを得ることができる．当院では，ストックとして筒状サポート包帯や数種類の弾性ソックス・ストッキングを備えており，必要時にはタイムリーに症状の緩和を図ることができるよう備えている．

3．心理的サポート

がん患者は様々な心理的負担を抱えている．「本人の苦痛はどこにあるのか，なぜそれは生じているのか」を理解し，そこに焦点を当てる，そのことが患者との関係性を構築するポイントとなる．また，本人の価値観や自分らしくいられることは何なのか？を出発点として，療法士はADLや家族介護の視点のみならず，本人の心理的な支えとなる作業を支援することも役割である．作業は，個別的な目標や価値が含まれ，本人にとって重要な意味合いを持つ．例えば「娘に自身の料理レシピを伝えたい」などである．そこには，大切な人との共同作業や，感謝を伝えるなどの想いを取り交わすような，人とのつながりを強める役割もある．また，「人は最期まで取り組むことがある」と思えることが支えとなり，可能な限り喪失感を与えないよう関わりを持つことが大切である．

がん患者の精神的苦悩を和らげるためには，どのような関わりが有効なのだろうか？　患者自身が精神的苦悩の緩和についてどのように考えているかを調査した研究がある[9]（**表2**）．この研究からは，患者が求めていることとして「よく聞いてくれる」「気持ちをわかって一緒に考えてくれる」ことが繰り返し語られている．患者が最終的に求めていることは，シンプルに「よく聞いてくれる」「わかってくれる」といったことなのかもしれない．

終末期，ADLの維持や拡大ができ，代替方法を見いだせる時期は，衰えを感じながらも「自分で自分のことができること」に望みをつないでいるが，早晩ADLは低下する．進行する病状や身体状況と自分自身の主観的な想いと現実には開きが生じることはやむを得ず，患者はそこに苦しむことがある．本人が実際に療法士や家族と体験する中で，自分自身で折り合いをつけ，できるだけ納得しながら進む過程を支援することが重要である．例え介護状態になったとしても，自身の想いを肯定的に捉えられ，自分で決めながら進むことは自律した存在を支えることにつながる．

4．家族ケア

在宅看取りでは，悲しみの中でも家族が穏やかに本人を送り出せる場面に多く遭遇する．それは，家族が介護や看取りの主役として最後までやりきれたという実感があるからである．家族のアイディアや行っていることをベースに工夫をし，労い，家族を常に中心的な介護者としながらも肉体的，身体的にサポートできる体制が必要である．がんカフェに参加していた頃学んだことがある．医療者という立場を降りて遺族の方とお話をする中で，「家族はこれまで多くの苦悩を乗り越え，大切な人を支えてきた」ということを実感し，「支える側にも支える人が必要である」ことに気づかされる．亡くなった後に自宅を訪問した際には，家族は医療者を褒め称え感謝の気持ちを伝えて下さることも多い．しかし，本当は誰よりも頑張って支えた家族がそこにいることを忘れてはいけないと改めて感じる．

家族は，常に悪い知らせがあるのではないかと恐れ，死が近づくにつれ本人がひどく苦しむではないかという不安を抱えている．また，支える一

表 2. 精神的苦痛を和らげる方策

精神的苦痛に役立っていること	ユニット数 （89名　複数回答可）
病気以外のこともよく聞いてくれる	58
ほがらかで親切である	41
気持ちをわかって一緒に考えてくれる	36
患者の意思が一番尊重される	19
関心を持っていることが伝わる	17

（文献9より引用）

方で，愛する家族を失うという予期悲嘆がある．そして，衰弱する中でもできる限り本人らしさを保ち，家族が思うご本人であって欲しいと願っている．例えば，「威厳のあった父でいて欲しい」，「子どもをいつも心配している母でいて欲しい」などである．自宅では家族も同様に苦悩しており，療法士も寄り添う力が必要とされる．

本人が大切に扱われることはご家族の尊厳にもつながり，自身の意思で取り組む姿や，想いを何かしらの作業といった具体的な行動や作品に具現化していくこと，役割を全うするなどの時間を家族が共有できることは，遺族のグリーフにもつながると考えている．

がん終末期における，訪問リハビリテーションの課題と展望

1．在宅医との連携

訪問リハビリテーションを実施するに当たっては，医師の指示書が必要となるが，その先の見通しを立ててリハビリテーション依頼をすることが少ないのが現状である．そのため，在宅医から療法士に対する指示には具体性がなく，ほぼ療法士に任せている現状がある．一方，療法士は，主治医の医療的な意図を理解し，治療に対する理解や関わってきた経緯を十分に理解していないことも多い．がん終末期においても，患者は専門病院のもと治療を最期まで継続している例も少なくない．化学療法や放射線治療なども適宜行われ，療法士は対象となる病状や治療，行っている症状緩和についても基礎知識を持っていないと主治医と有意義な情報共有をすることができない．また，主治医の医療的な意図をくみ取れず，医師の努力や困難を理解できないことがある．治療に対する理解ができないと，患者が経てきた苦悩や大変さも理解できず，結果，患者と関係性が深まらず，チームで進めないということもある．また，がん終末期では，余命としてはむしろデメリットとなるような治療を継続していることも散見され，終末期になるほど医療的な意義は薄らぎ，療法士に

よる身体的，精神的な苦痛緩和や患者の希望を叶えることが，生としての意義に意味を持つことも少なくない．当院では，新規のリハビリテーション指示に関し，療法士が主治医と話し合い，療法士も介入可能と考えられることを医師に提案し協議しながらその場で指示書を記載するなど，意思疎通を図れるよう工夫している．在宅医は，患者の在宅生活を支えるに当たり，療法士の役割を理解し，いかにして療法士を効果的に活用してくかを念頭に置く必要がある．

2．他職種と行う生活支援の中で療法士の専門性を活かす

在宅でのリハビリテーションは，生活に根ざすイメージが必要であり，療法士が本人に直接介入している時間だけがリハビリテーションではない．気がかりや患者・家族の訴え，病状の変化，生活の困りごとを優先的に他職種と対応し，日々の生活を支えることが第一の役割となる．いくら専門性を深めたとしても，このことを念頭に置き支援しなければ終末期の在宅支援としての役割を果たすことができない．また，療法士によるリハビリテーションは毎日行えず，生活の中で，自然と機能維持や心身の活性化を図るためのしかけを残し，家族や他職種にリハビリテーション内容を反映させる工夫が必要である．安全な移動方法や姿勢調整，動線の確保，患者の持つ潜在的能力の引き出しや予後を見込んだ生活能力へのアプローチ，心身の活性化という点では，PT，OT，ST の職種の特徴を理解し，リハビリテーションニーズを適当に振り分けるということができれば，より効果的にリハビリテーションを提供できると感じている．

3．必要な時期にリハビリテーション介入ができる

現在の地域リハビリテーションに対する意識は，「機能低下，ADL の低下に伴い提供されるもの」という認識にとどまり，ADL がいよいよ低下し生活上の差し迫った課題が浮き彫りになってから依頼が出されることが多い．がん終末期，家族

やケアマネジャーにリハビリテーションを提案すると、「リハビリテーションの時期ではないのでは？」と驚かれることも多い。現在のがんリハビリテーション医療においては、予防的介入は外科治療を受ける患者に対しては積極的に行われているが、緩和的治療を受ける患者に対する予防的なリハビリテーション介入は浸透されていない現状がある。

がんリハビリテーションの在宅導入を浸透させて行くには、いきなりリハビリテーションの必要性を述べるのではなく、まずはケース毎の患者の希望や価値観、生活上の課題、介護の課題、今後の見通しについて支援者間の重要な共通事項とて認識し、ケアマネジャーや他の職種と共有することから始めるのが良い。その作業が行えた時には、役割を各専門職に振り分ける中で、リハビリテーションが行えることを提案しやすく、リハビリテーションの効果も感じてもらいやすいからである。在宅支援では、事業所を超えてチームを組むことが多々あり、何度かチームを組むうちに、それぞれどの程度のことをやれるかがわかってくる。他の支援者も同様に、ケースの支援に対し苦悩や喜びを抱えており、それを分かち合えるチームになれば、地道ではあるが自ずとがんリハビリテーションは根付くのではないかと考える。骨転移やリンパ浮腫など、がん特有の病状に対する生活上の支援に関しては、当事業所ではパンフレットを作成するなどし、専門性を持たないスタッフに対しても理解が得られやすいよう工夫をしている。地域では、患者を診ていく大きなチームとして捉え、地域スタッフと「育成しあう」つもりで接し合うことが望ましい。

4．患者の希望を支える―ACP を通して―

患者・家族に、穏やかで後悔しない人生を最期まで生ききってもらうためには、本人の希望や価値観を知り、どう過ごしていきたいか、どこまでの医療を受けたいと思っているかなど、関わるスタッフが想いを受け止め、ともに実践する支援者でいることが求められる。そのための手段として

ACP の実践が重要であり、療法士も関わる一員として取り組むための力を身につける必要がある。

1）ACP の実践

ACP とは[10]、「病気などにより意思決定能力が低下した時に備えて、今後の治療や療養について、患者さんの意向を叶えるために話し合うプロセス」と定義される。大事なことは、話し合いの主体は本人で、「どう自分らしく生きていきたいか」「どう過ごしていきたいか」であり、本人の意志がより大事にされることである。本人と家族など、医療・介護者は対話を通し、本人の価値観・意向・人生の目標などを共有し、理解したうえで意志決定のために協働することが求められる。また、病状が経過する中で本人の意志は変化することを前提とし、繰り返し行われるものである。ACP の実践によって、本人の意思決定が困難となった場合も、代弁者となる家族などが本人の意思をくみ取り、「母だったらきっとこう言うと思います」などと納得しながら決めることができ、代弁者が過度な責任感を抱えて決断しないといけないということも減るだろうと考える。

話し合いのプロセスにおいて、本人は自身の人生や生活において大切な人や欠かせないもの、生きがいなどについて振り返ることになる。その中で、望む生活や人生観について再確認し、それを自身の言葉で表出し、家族や医療・介護者と共有する。そのことによって、本人の意向をもとに、これからの生活や医療・ケアの組み立てが実践され、結果として自己コントロール感が高まることにもつながる。

実際の現場では、本人の望む生活や医療選択の話し合いが十分に行われないまま経過し、結果として生活の準備調整がつかなかった、不本意な医療処置が施されてしまったなどということが起こっているのが実情である[11]。Detering のランダム化比較試験においては、ACP 介入群の方が、終末期の患者の意向がより治療に反映され（介入群 86％／非介入群 30％）、遺族のストレス、うつ、不安症状の頻度も有意に少なかったと報告して

いる.

がんを抱える人の ACP は,多くの場合,将来の悪化に備えた話し合いになるため,患者は明確に死を意識することになり心理的な負担も大きい. 以前,退院当日に訪問診療を行った際,「どこで最期を迎えたいですか?」と質問をした際に,患者本人が「えっ!俺もう死ぬの?」と驚かれたことがある. 心の準備ができていないと害になることがあり,病状の悪化や死だけに焦点を当ててしまうことは本人が希望を持てず,ACP に取り組む意欲を失わせてしまうことになる. 本人の想いやこれまでの生き方,価値観を共有し,これからの在宅療養生活を本人の意向に沿って,自らが組み立てる前向きな作業となれば,ACP は希望のある作業になると考える. また,話し合いの結果で今後の重要事項が決らないこともざらにある. その場合は,「決まらない」ということがその時点の結果であると受け止め,いつでも内容の変更,中止できることを伝える. 患者は,「この人になら話しても良い」と信頼できる支援者を見定めている. 話し合いを強要することはできず,胸の内をお話し下さった内容や個人情報の取り扱いには留意し,個人が守られているという安心感があることも重要である. また,在宅看取りと決まっても,同時に緩和ケア病棟の予約を検討するなどの「逃げ場」を作ってあげるなど,今後の気持ちの変化も表出しやすくする配慮も必要である.

ACP のタイミングは,「Surprise Question」を用いて,「この患者さんが 1 年以内に亡くなったら驚きますか?」という自答に対し,「驚かない」場合には開始するのが良いと言われている. 病状の進行や身体機能の低下があった時,在宅医療が導入となった時,患者・家族から ACP に関わる発言があった時などもそのタイミングである.

そもそも部屋の中は生活感や生活歴など沢山のヒントがあり,訪問中には様々な ACP に関わるサインが出されている. 例えば,「あとどれくらい生きられるのかな」「今のうちに○○しようと思って」「本当は」「自分以外はどうなの?」など,ACP

のきっかけは日常にある言葉だったりもする. ACP は「死」のためではなく,「生きる」ことに焦点を置いているため,普段の何気ない会話の中から紡いでいくことが大切である. とはいえ,「ACP をみんなで実践していきましょう」と言っても,他施設間・多数のスタッフが関わる中で,どう実践すれば良いかわからないという意見も多く聞かれる.

当法人は,ACP を推し進めるため,各部署が集まり月 1 回のミーティングを行っている(図4). また,ACP を気軽に取り組みやすく,共通概念を育みながら他職種とよりともに進めやすいツールとして,「わたしの希望ノート」を作成し ACP を実践している. ノートの内容は,プロフィールから始まり,1~5 のステップを踏む形で構成されている(図5). まずは本人が自身の想いを整理し,本人・家族が今後について考えるきっかけとなること,そのうえでその内容を医療・介護者と共有し実践することを目的としている. 話し合いの順番は遵守する必要は無く,他職種による関わりによりすでに日常で情報として得ているものも多く,本人や家族の話すタイミングや病状,差し迫った意思決定をしなければいけないなど,その時によって当然変わって良い.

ステップごとの内容について簡単に解説する. プロフィールから STEP1 は,大切にしていること,望まないこと,自身の性格や趣味,生活に対する意向など,その人の土台となる最も重要な部分である. STEP2 は,自身の考えや想いを伝えられなくなった時に,価値観や考え方を大切にして代わりに想いを伝えてくれる人(代弁者)について考える. どこまで代弁者と話し合っているか,伝えているかも確認する必要がある. STEP3 は,ご自身の病気,体の変化や余命についてどこまで知りたいと思っているかについて考え伝える. STEP4 は,治療や延命ついてどこまでの医療処置を希望するのか,最期の時はどこで過ごしたいと考えているか,生活の場を変えようと思っている時はどうなった時なのかなどについてかかりつ

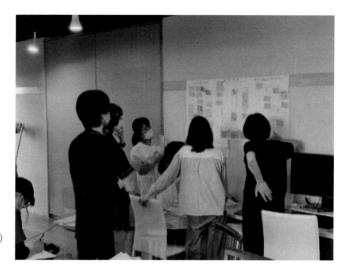

図 4.
医療法人循和会 ACP ミーティング（1 回／月）

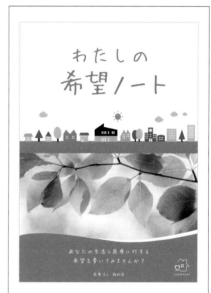

図 5.
医療法人循和会「わたしの希望ノート」

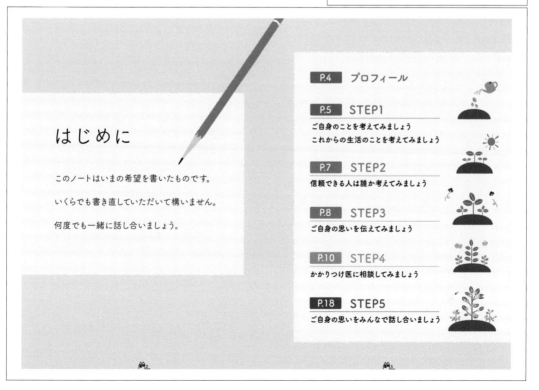

け医を交えて話し合う．また，最期の時の話だけではなく，「肺炎の場合は…」など，もしもに備えた話し合いを行うことも重要である．STEP5は，希望する治療やケアについて周囲と話し合い，思いを伝えることができたか？　自身の考えが伝えられなくなった時にどのようしたいか？　など，自身の想いについて再確認し，家族や医療・介護スタッフと意向を共有する．

このような作業の経過を踏むことは，本人の意向が尊重されるだけではなく，本人と代弁者，医療・介護スタッフとの信頼感がより高まることにつながる．

ACPは，医療・介護関係者の共通認識，入退院時の切れ目のない情報共有という面においては，まだまだ実践が行き届いていないのが現状である．また，ACPは専門家だけが知っていれば良いのではなく，地域に住む人々にとって身近で気軽に取り組みやすいものになることが大切である．日頃からACPについて情報提供を行い，できるだけ元気なうちからACPに触れ親しみを持ってもらえるよう，地域包括支援センターや行政など地域全体で取り組むことが望ましい．

2）【療法士がACPに関わる視点】

がん終末期，本人の想いや意向を尊重し，将来の生活機能や介護負担を見通しながらADL支援に寄与する療法士の関わりは，ACPと直結している．治療やケア，療養生活の希望や選択以外にも，個人にとって重要な意味を持つパーソナルゴール（子どもや孫など大切な人への想い，役割，やり遂げたいこと，趣味の完成など）がある．特に治療の選択肢がなくなった時，患者を支えるのはこうしたパーソナルゴールであることが多い．療法士は，普段からそういったパーソナルゴールに対し，患者・家族と取り組みをともに行い，目標を更新する作業を行っている．「なぜその生活動作や活動を行うのか？」の「なぜ」中に，'その人の意思'，'その人の望み'，'その人らしさ'，が現れており，ACPの土台となるプロフィールやSTEP1と重なる部分も多い．療法士は生活の中に入り，

家族とも頻繁に交流があり，元気なうちから長期間に亘り関わりを持つことも多く，だからこそ思わぬ本音を打ち明けられる機会も少なくない．その想いを傾聴し，適切に他職種と繋ぎ合わせ，円滑な話し合いをするために動くことも役割である．

おわりに

これから更に増大する多死社会を鑑みると，がん終末期の在宅療養者も加速度的に増加することが見込まれる中で，より充実した在宅支援体制に向けて国を挙げて取り組んでいく必要がある．患者の希望するカタチは多様で，在宅では本人のみならず介護を担う家族も同様に対象となり，それぞれの実情にあった多職種の関わりが必須となる．また，「患者・家族に，穏やかで後悔しない人生を最期まで生ききってもらうこと」を支えるために，療法士がチームの中で果たす役割は大きいと考える．在宅リハビリテーションが地域の人たちに理解され，がん終末期のリハビリテーションにおいても，必要な人に必要なタイミングで，より患者の支えとなる支援を届けられることを願って歩み続けたい．

文　献

1) 厚生労働省：人生の最終段階における医療に関する意識調査　報告書，平成30年3月.
2) 厚生労働省：人生の最終段階における医療の普及・啓発の在り方に関する検討会　これまでの経緯と最近の動向，平成29年8月3日.
3) 厚生労働省統計情報・白書より，令和2年版.
4) 保険局医療課調べ（平成24年7月1日時点），在宅療養支援診療所・病院の届出数の推移.
5) 恒藤　暁：最新緩和医療学，最新医学社，299，1999.
6) 工藤由紀ほか：終末期がん患者におけるトイレ歩行の実態調査—リハビリテーション介入についての考察—. *Palliat Care Res*, **10**(4)：217-222, 2015.
7) 恒藤　暁ほか：末期がん患者の現状に関する研究. ターミナルケア, **6**：484, 1996. より一部改訂

8) 公益社団法人日本リハビリテーション医学会 がんのリハビリテーションガイドライン策定委員会：がんのリハビリテーションガイドライン, 139, 金原出版, 2013.

9) 森田達也, 白土明美：エビデンスからわかる 患者と家族に届く緩和ケア, 105, 医学書院, 2016.

10) 厚生労働省：人生の最終段階における医療・ケアの決定プロセスに関するガイドライン.

11) Detering KM, et al：The impact of advance care planning on end of life care in elderly patients：randomised controlled trial. *BMJ*, **340**：c1345, 2010.

MB Med Reha **No.284** : **14-21**, 2023

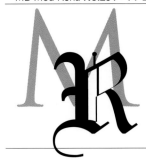

特集／最期まで家で過ごしたい
—在宅終末期がん治療・ケアにおいてリハビリテーション医療ができること—

在宅終末期がん治療・ケアにおける リハビリテーションの役割

大森まいこ[*1]　辻 哲也[*2]

Abstract　1961 年に国民皆保険制度が開始され病院受診率が上がったことによって，その後 40 年間で在宅死亡率は 82.5％から約 13％へと急激に低下した．厚生労働省による在宅医療推進によって在宅死亡率はわずかに増加しているものの，その数はまだ少ない．自宅で亡くなりたいと希望している方は多いが，症状があったり日常生活動作に介助を要したりすることで，自宅で過ごすことができない場合が多くあると推察される．そのような現状において自宅で最期を迎えるためにリハビリテーションができることは何であろうか．

　まず自宅で療養するために，環境を確認し，必要なサービスを導入することで，安全に，また負担少なく生活する方法を考える必要がある．がん患者は病状の変化が大きいため，病院やクリニック，在宅スタッフとの連携を取り，病状などの情報共有を行う．がん終末期に生じやすい症状への対応も重要である．

　様々な背景を持つ，また病状が変化する可能性のあるがん患者に対して，それぞれの状況に応じたリハビリテーションを行っていくことは困難なことも多いが，「在宅」という実際の生活場面で QOL 向上という目的を持ってアプローチしていくことで，自宅で最期を迎える患者，家族のために少しでも役立つことができればと考える．

Key words　在宅死亡率(the home death rate)，訪問リハビリテーション(visit rehabilitation)，進行がん・末期がん(advanced cancer・terminal cancer)，疼痛(pain)，呼吸困難(dyspnea)，浮腫(edema)，骨転移(bone metastasis)

自宅で最期を迎えること

1．自宅で亡くなること

　1950 年代の日本における在宅死亡率，つまり自宅で亡くなる方の全体の死亡者数に対する割合は 82.5％であった．1961 年に国民皆保険制度が開始され，病院受診率が上がったことで，病院で亡くなる方が増え，1977 年には病院で死亡した人の割合が 45.7％となって，在宅死亡率(44.0％)を初めて上回った．その後在宅死亡率は急激に低下し，1990 年には 21.7％，2000 年には 13.9％となり，その後は 12～13％を推移している(**図 1**)．厚生労

働省による在宅医療推進により在宅死亡率はやや増加傾向にあり，2020 年は 15.7％であった[1)2)]．

　自宅で死にたいと希望する人の割合は多いものの，想定される状況によってもその数値は大きく異なる．厚生労働省による「人生の最終段階における医療の普及・啓発の在り方に関する検討会」の 2017 年の調査では，「末期がんであるが，食事はよくとれ，痛みもなく，意識や判断力は健康なときと同様に保たれている場合」には自宅での療養を希望する割合が 71.7％であるが，「末期がんで，食事や呼吸が不自由であるが，痛みはなく，意識や判断力は健康なときと同様に保たれている

[*1] Maiko OMORI, 〒351-0102 埼玉県和光市諏訪 2-1　独立行政法人国立病院機構埼玉病院リハビリテーション科，部長
[*2] Tetsuya TSUJI, 慶應義塾大学医学部リハビリテーション医学教室，教授

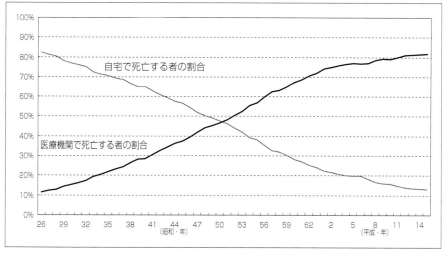

図 1. 自宅で死亡する人の割合と医療機関で死亡する人の割合

（文献 2 より引用）

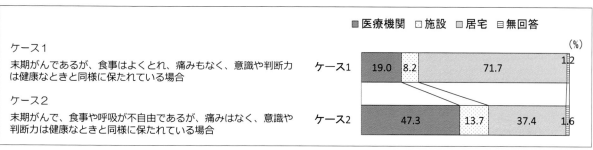

図 2. 様々な終末期の状況において希望する治療方針，終末期を過ごしたい場所

（文献 3 より改変して引用）

場合」にはその数字は 37.4% と半分近くに低下する（**図 2**）[3]．

2．在宅でのがん終末期

近年，がん患者罹患率や生存率の上昇，高齢化の進行によってがん生存者が増加している[4]．その中で，入院期間の短縮や外来通院でのがん治療の推進により，自宅での生活を送りながらがん治療を行う患者の数も増加している[5]~[7]．また，高齢や併存疾患などの理由により，積極的な治療は行わず自宅で生活する患者も多い．終末期を自宅で迎えるがん患者数も増えている．

国立がん研究センターが 2017 年と 18 年に亡くなった 20 歳以上のがん患者の遺族約 11 万人を対象に，人生の最終段階の療養生活の状況や受けた医療に関して行った全国調査では，5 万 4,167 人から回答があった．死亡場所は，病院が 2 万 5,436 人（47.0%），自宅が 1 万 8,687 人（34.5%），ホスピス・緩和ケア病棟（以下，PCU；palliative care

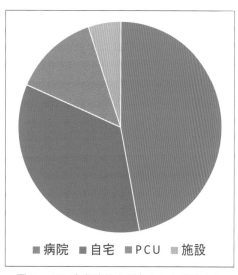

図 3. がん患者遺族を対象とした調査より死亡場所

（文献 8 より作成）

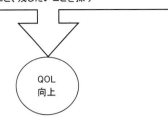

- ADL 改善
- 家族の介護負担軽減
- 症状緩和(疼痛や浮腫,呼吸苦など),自宅で心地よく過ごす
- 心理面へのアプローチ
- 最後にやりたいこと,残したいことを探す

QOL
向上

図 4. 在宅におけるがん患者のリハの目的

unit)が 7,220 人(13.3%),介護施設・老人ホーム(以下,施設)が 2,824 人(5.2%)であり(図3),病状や年齢によって療養場所は異なるものの自宅で亡くなるがん患者の割合が一定数あったことがわかる.しかし自宅で最期を迎えたいと希望していたのは,3 万 611 人(56.5%)であり,実際に希望通りに自宅で亡くなったのはその約半数という数字であった[8].

最後の 1 か月間は日常生活動作に何らかの介助が必要だったのは 78.4%,死亡 1 週間前の症状として,28.7%が「強い痛み」を,30.7%が「倦怠(けんたい)感・だるさ」を感じていた.亡くなった場所で受けた医療への全般的な満足度は PCU が79.4%で一番高かったが,自宅も 79/1%でこれに続き,自宅でも PCU と同じくらい満足度の高い医療を受けることができる可能性が示唆された[8].

3.在宅がん終末期におけるリハビリテーションの役割

前述のように,自宅で亡くなりたいと希望している方は多く,実際に自宅でも満足度の高い医療を受けることができるにも関わらず,症状があったり日常生活動作に介助を要したりすることで,自宅で過ごすことができない場合が多くあると推察される.そのような現状において自宅で最期を迎えるためにリハビリテーションができることはなんであろうか.

がん患者に対するリハビリテーションは,「余命の長さに関わらず,患者とその家族の要望(demands)を十分に把握したうえで,その時期に

おけるできる限り可能な最高の ADL を実現すること」という目的を持ち[9][10],症状緩和や機能障害,ADL 改善のためのアプローチを行うものである.そして,一番重要な QOL の維持,向上につなげることを目標とする.様々な背景を持つ,また病状が変化する可能性のあるがん患者に対して,それぞれの状況に応じたリハビリテーションを行っていくことは困難なことも多い.しかし,「在宅」という実際の生活場面で QOL 向上という目的を持って(図 4)アプローチするリハビリテーションは,がん患者や家族にとって生きていく希望や安心となり得るものである.

以下の項目で具体的な事例を挙げて自宅で療養するためにリハビリテーションができることを示していきたい.

事例に沿った自宅で最期を迎えたがん患者さんへのリハビリテーション

1.症例

50 代,女性.乳がん,多発骨転移 以前に乳がんを指摘されたものの積極的な治療を希望されず受診も中止していた.右股関節痛と腰痛で受診,多発骨転移を指摘され,他院緊急入院となったが,そこで転倒して右大腿骨頚部病的骨折を受傷(図 5).全身状態不良のため手術は困難であり,化学療法目的で当院転院となった.

2.自宅退院に向けての準備

転院時,右下肢痛と股関節の可動域制限を著明に認めた.加えて脊椎多発転移(図 5)のため座位も取れず軽度のギャッチアップと介助での寝返りのみが可能であった.右大腿骨と脊椎への放射線療法と化学療法を開始した.リハビリテーションではベッド上で関節可動域,筋力維持を可能な範囲で行った.放射線療法後に痛みは治まってきたものの右股関節の可動域制限は残存した.外来での化学療法継続,自宅退院の方針となった.退院に向けて自宅の環境の聞き取りや必要なサービス導入について検討した.

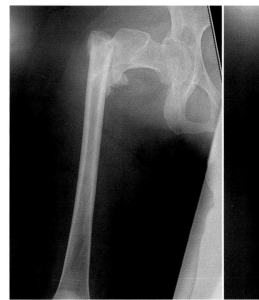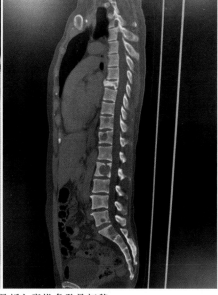

図 5. 右大腿骨病的骨折と脊椎多発骨転移

在宅復帰に向けた環境調整を行う際には，他の疾患と同様，現在の自宅の状態や介護者の状況を把握する必要がある．

自宅環境で確認しておくポイントを**表1**に示す．自宅でどのように過ごすのかを想定して，必要な箇所をご家族にお伝えし，できれば写真を撮影し，入口の広さや段差の高さを計測して頂く．

自宅はアパートの2階でエレベーターはなし．ストレッチャーは階段を曲がることができず入れない．夫と2人暮らしだが，夫は日中仕事で不在であった．股関節屈曲の可動域制限と体幹屈曲困難のため，担架を斜めにして複数人の介助で自宅に入ることとした．もともと布団での生活であったので介護用ベッドを導入し，食事や排泄もベッド上で行うこととした．リハビリテーションではベッド柵を使った寝返りを利用して何とか排尿時のおむつ替えを自分でできる方法を検討した．訪問看護，介護とリハビリテーションを導入して生活のサポート体制を整えた．

3．訪問リハビリテーションの保険適用

訪問リハビリテーションは，介護保険・医療保険のいずれかによって行われる．がんは特定疾病に指定されているため，65歳未満（40歳以上）の患

表 1. 自宅環境で確認しておくポイント

① 玄関へのアプローチ
② 玄関の中（どのように家の中に入るか）
③ 玄関から居室（寝室）への移動
④ 寝室（ベッドか布団か）
⑤ 食事をする場所
⑥ トイレ
⑦ 浴室
⑧ それぞれの移動，動線
⑨ 家事をする予定であれば台所や洗濯機，洗濯干し場

者でも，「がん」の病名で介護保険を申請することができる．以前は「末期がん」の病名が必要であったが，「末期」という言葉が使用しづらいという意見があり，「末期」という言葉がなくても申請が可能となった（2019年2月厚生労働省より通達）．

一方，40歳未満の患者など介護保険が使用できない場合には医療保険を用いる．その際には，病・医院からの訪問リハビリテーション（在宅患者訪問リハビリテーション指導管理料）あるいは訪問看護ステーションからの訪問看護基本療養費となる．またがん末期においては，訪問看護ステーションからの訪問リハビリテーションを医療保険で利用することができる．また，保険以外でも「障害者総合支援法」による訪問リハビリテーション（自立訓練）が適応になる場合もある．

がん終末期において多くのサービスを必要とす

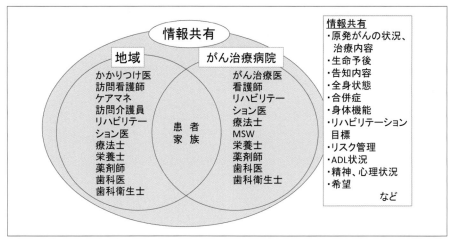

図 6. 在宅リハにおける連携，情報共有

る場合，医療保険と介護保険のサービスを組み合わせて利用することが有用である．

自宅の準備も整い，内服薬での疼痛コントロールも安定していたため入院から 3 か月後に自宅退院となった．退院の際には脊椎転移の悪化による疼痛や麻痺症状出現に注意して頂くよう伝えた．その後は自宅で療養しながら，化学療法を継続していた．ケアマネジャーを通して病院と在宅サービスでの情報共有を行った．しかし病状は徐々に進行し，退院半年後にご本人の希望で治療は終了した．訪問看護，リハビリテーションを利用していたクリニックからの訪問診療に切り替えて引き続き自宅での療養を行うこととした

4．多職種連携

リスク管理を行いながら効果的なリハビリテーションを行うために，それぞれの症例において原病や治療についての詳細な知識を持ち，またその変化に臨機応変に対応していくことが求められる．精神心理面への対応，骨転移，呼吸状態悪化などへのリスク管理も必要である．それには関わるチームメンバーの連携が重要な鍵となる．常に病状が変わる可能性のあるがん患者のリハビリテーションにおいて，チーム内で情報交換を行う重要性は高い．

在宅患者の場合，在宅チームメンバーとがん治療を行っている（行った）病院でのチームメンバー

は，異なることが多いので，その間の連携，情報共有も必要である（**図 6**）．

リハビリテーション従事者は，リハビリテーションの目標決定や実際の施行にあたり，どのような情報が必要なのか，またどのようにチームメンバーにフィードバックしていくのかを考え，働きかけることも必要である．

5．症状に対するアプローチ

多職種のサポート体制により自宅での療養を継続して行うことができていた．しかし，徐々に下肢に浮腫を認めるようになった．訪問リハビリテーションは週に 1 回であるため，本人や夫にドレナージを指導してリハビリテーション以外の時間にも行って頂くようにしたところ浮腫は改善した．経過に従い腰痛が悪化，両下肢麻痺も出現した．肺転移や胸水によると思われる呼吸苦も出現し酸素投与開始となった．訪問診療で麻薬や鎮静剤の投与が行われ，リハビリテーションでは苦痛が軽減するような姿勢の工夫や呼吸法の指導を行った．

在宅で問題となる症状に対するリハビリテーションアプローチについて以下に述べる．

1）疼　痛

がん患者の 70％は，治療が必要な疼痛を有すると言われている[11]．疼痛治療において，リハビリテーション（物理療法，運動療法）は非薬物療法に

表 2. 在宅でできるがん性疼痛に対するリハビリテーションの例

マッサージ	看護師によるフットマッサージは有用性が報告されている[13]. あまり刺激の強くない軽擦法(表皮の上を手指の掌側でゆっくりとさする)は, どこでも, 誰でも行うことのできる簡便な方法として推奨できる. 禁忌:局所の炎症, 出血傾向など. 局所の悪性腫瘍も禁忌である.
温熱・寒冷療法	市販や手作りのホットパックを用いて温熱療法を施行する. 組織傷害直後の炎症反応や浮腫, 焼け付くような末梢の痛みで, 温熱を使用しにくい時にアイスパックを用いた寒冷療法を行う. 効果的である. 熱傷や凍傷を起こさないように, タオルを巻いて行う. 禁忌:意識障害, 感覚障害, 末梢循環障害, 急性炎症, 出血傾向, 放射線療法などで障害のある皮膚.
経皮的電気神経刺激(TENS)	皮膚に貼付した電極によって, 経皮的に神経に電気刺激を与え, 痛みを軽減させる. 家庭用の小型電気刺激機器は入手可能である. 値段によって刺激頻度や刺激強度などの機能が異なる. 禁忌:頚動脈の上への貼付, 心臓ペースメーカー植え込み患者や妊婦への使用は禁忌である.
ポジショニングと関節可動域(ROM)訓練	長期の安静臥床や不動により関節拘縮を生じると疼痛の原因となるため, ポジショニングやROM訓練は有用である. 拘縮予防のためには, 各関節を全ROMにわたって行う運動を1日2回, 各運動を3回繰り返すことが推奨される. ベッド上ではクッションや枕を用い良肢位を保つようにする. 禁忌:急性痛がある間は抵抗運動を避ける. 特に骨転移近傍の関節に対しては施行時に注意が必要である.

(文献13より改変引用)

表 3. がん性疼痛に対する動作やセルフケア指導例

	目 的	具体例
起居動作	疼痛の原因と部位を考慮し, 疼痛を避けるような起居動作の指導	*長管骨や骨盤の骨腫瘍の場合, 患側下肢の荷重を避けるような移乗動作の指導 *脊椎転移のある場合, ベッドからの起き上がり時に, 過度の体幹前屈や捻転を避けるような動作の指導
道具・自助具	患者の歩行能力やADL自立, 社会活動への参加を保つために, 疼痛を軽減させる道具や自助具の使用	*疼痛・骨折下肢への荷重を軽減するための杖や歩行器の使用 *長距離歩行時の疼痛に対して, 外出時の車椅子使用 *体幹前屈時に痛みが生じる場合のストッキングエイド使用
環境設定	ADL動作時の疼痛軽減のための環境設定	*歩行時の疼痛軽減のための手すり設置 *立ち上がり時の疼痛軽減のための手すりや高い座面

(文献13より引用)

分類されるが, 薬物の代替として用いるものではなく, 必要十分な薬物での鎮痛が行われていることが基本となる. その上でリハビリテーションを併用することによって薬物効果の増強や薬物量の減少が可能となる場合がある[12)13)]. 在宅で行うことのできる疼痛に対するリハビリテーションを表2, 3にまとめる.

2)呼吸困難

末期がん患者の約半数に生じると言われる頻度の高い症状であり, 酸素投与, 薬物投与が行われる. これらと並行して呼吸リハビリテーションを行う. 呼吸リハビリテーションは, 呼吸介助や呼吸法の指導, 呼吸が楽になるような姿勢や環境の提案など(図7), 一般的な慢性呼吸不全などの呼吸困難に対して行うものと同様の部分もあるが, がん患者では疼痛など他症状の合併や, 短期間での呼吸状態の悪化などがあるため注意する.

3)浮 腫

がん患者に見られる浮腫としては, 子宮がんや乳がんの術後に生じるリンパ浮腫や終末期に生じる浮腫がある.

a)リンパ浮腫

リンパ浮腫の治療としては, ① スキンケア, ② 用手的リンパドレナージ, ③ 圧迫療法(多層包帯法・弾性着衣), ④ 運動療法の4項目からなる「複合的理学療法(complex decongestive physical therapy;CDP)」に日常生活指導を加えた「複合的治療」が標準的治療である[14].

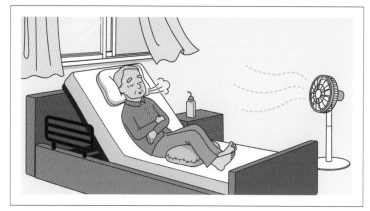

図7. 呼吸困難への対応

- 上体を起こして楽な姿勢を取る．時々体位を変えることにより痰が出やすくなる．
- 換気をよくし，窓を開けたり扇風機を回したりして顔に心地よい風をあてる（送風による呼吸困難改善効果）．
- 室温はやや低めで加湿する．
- 痰を出しやすくするために，水分はこまめに取る．水分でむせるようならとろみをつけてみる．
- 飲み込みやすい形態の食事を検討する．

b）終末期に生じる浮腫

適切な圧迫治療を四肢に行うことによって，局所の浮腫の軽減や柔らかさを得ることができる．圧迫療法としては，多層包帯法が基本となるが，強い圧迫が難しい場合には管状サポート包帯（テリーネット®，tg®グリップ・ソフト（**図8**））も有用である．進行がん・末期がん患者は，皮膚が脆弱であったり，また末梢を圧迫することで近位部が腫脹してしまったりするので，全身の状況を確認しながら治療を行う．軽いマッサージも，自覚症状改善に効果的なこともある．

4）摂食・嚥下障害

終末期患者の12〜23%に嚥下困難が認められると言われている．嚥下困難の原因に対して積極的な嚥下訓練を行うことは難しい場合が多いので，対症療法を行う．患者の機能や状態に応じた食形態や食事姿勢，一口量や嚥下法の指導といった対応を行う．嚥下障害は誤嚥性肺炎につながり，全身状態の悪化を早めるリスクもあるため，患者・家族の要望を十分に把握した上で，かかりつけ医，リハビリテーション医，言語聴覚士（ST），看護師，栄養士，歯科医，歯科衛生士などの多職種チームで方策を検討することも重要である．

5）悪液質と廃用症候群

がんによる悪液質（cachexia）は，食欲不振と進行性の異化亢進に伴う全身機能低下である．蛋白質分解が過度に亢進するため，筋肉量が減少し筋力や筋持久力が低下する．悪液質の状態に，安静臥床による廃用症候群を生じると悪循環に陥る．まずは，できるだけ臥床の時間を減らすことを目標とし，座位時間の延長や自宅内や自宅周囲での歩行など，活動性を向上させる．がん患者は筋疲労を生じやすいため，筋力，耐久性向上を行う際には負荷量の調整に注意する．

最後に

病状が進行し，緩和ケア病棟への入院も選択肢として提示されたが，ご本人は自宅での療養，最期を迎えることを希望された．自宅で家族との時間を過ごし，退院から1年後に自宅で亡くなられた．

本症例は，病院での治療から自宅での療養，訪問診療への移行がスムーズに行われ，訪問看護，介護やリハビリテーションという必要なサービスを導入することができた．そのことによって，退院時から介助量の多い状態であったにも関わらず，本人，家族が希望した「自宅で最期を迎える」

ことが可能になったと考える.

　今後，希望に沿って自宅で亡くなる方をサポートしていくために，がんのリハビリテーションにおける課題として，① 終末期までのリハビリテーション介入の周知，② 地域内，病院との連携，③ リハビリテーションスタッフへの教育，などが挙げられる.

　一人でも多くの方が住み慣れた自宅で不安なく過ごすことができるよう，ADL，QOL 向上のためにリハビリテーションができることを考えていきたい.

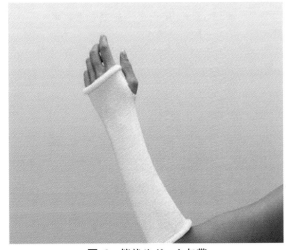

図 8. 管状サポート包帯
（テリーネット® ホームページより）

文　献

1) 厚生労働省：統計要覧第 1 編人口・世帯，第 2 章人口動態.
〔https://www.mhlw.go.jp/toukei/youran/indexyk_1_2.html〕
2) 厚生労働省：第 18 回社会保障審議会医療保険部会資料より
〔https://www.mhlw.go.jp/shingi/2005/08/s0810-3g.html〕
3) 厚生労働省：第 4 回人生の最終段階における医療の普及・啓発の在り方に関する検討会，会議資料.
〔https://www.mhlw.go.jp/file/05-Shingikai-10801000-Iseikyoku-Soumuka/0000191274.pdf〕
4) 厚生労働省ホームページ，がん対策情報.
〔http://www.mhlw.go.jp/stf/seisakunitsuite/bunya/kenkou_iryou/kenkou/gan/index.html〕
5) 厚生労働省中央社会保険医療協議会資料，がん対策について　H23.10.26.
〔https://www.mhlw.go.jp/stf/shingi/2r98520000001sp25-att/2r9852000001spdf.pdf〕
6) 国立がん研究センター中央病院ホームページ，通院治療センター.
〔https://www.ncc.go.jp/jp/ncch/division/outpatient_treatment_center/index.html〕
7) 厚生労働省ホームページ，患者調査.
〔https://www.mhlw.go.jp/toukei/list/10-20.html〕

8) 国立研究開発法人国立がん研究センターホームページ，がん患者の人生の最終段階の療養生活の実態調査結果.
〔https://www.ncc.go.jp/jp/information/pr_release/2022/0325/index.html〕
9) Santiago-Palma J, Payne R：Palliative care and rehabilitation. *Cancer*, **92**(Suppl 4)：1049-1052, 2001.
10) Tunkel RS, Lanchemann EA：Rehabilitative medicine. In：Berger AM, Portenoy RK, Weissman DE(eds)：Principles and Practice of Palliative Care and Supportive Oncology 2nd ed. 968-979, Lippincott Williams & Wilkins, 2002.
11) Portenoy RK：Cancer pain pathophysiology and syndromes. *Lancet*, **339**(8800)：1026-1031, 1992.
12) Management of Cancer Pain Guideline Panel：Nonpharmacologic management：Physical and Psychological Modalities：Management of cancer pain. Rockville, MD：U. S. Dept. of Health and Human Services, Public Health Service, Agency for Health Care Policy and Research；1994.
13) 松本真以子：がん性疼痛に対するリハビリテーション．辻哲也編，がんのリハビリテーションマニュアル，267-274, 医学書院，2011.
14) 辻　哲也：基礎から最新知識まで　最前線のリンパ浮腫ケア　厚生労働省委託事業 リンパ浮腫研修の取り組み，臨床看護，**36**(7)：918-923, 2011.

MB Med Reha **No.284**：**22-25**, 2023

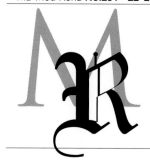

特集／最期まで家で過ごしたい
―在宅終末期がん治療・ケアにおいてリハビリテーション医療ができること―

在宅におけるがんのリハビリテーション
―緩和ケア病棟と地域の連携―

佐藤恭子*

Abstract 緩和ケア病棟は，終の棲家ではなく病状評価と症状緩和後に退院調整を行う病棟となっている．終末期に本人やご家族の希望を支え，本人らしく過ごすために緩和ケア病棟と地域のリハビリテーションにおける連携は重要である．リスク管理はもちろん重要であるが，日々状態の変化する患者の希望に合わせてのリハビリテーション介入が終末期の QOL の維持につながり，スピリチュアルペインの緩和につながる．

Key words 緩和ケア病棟(palliative care unit)，評価(evaluation)，在宅緩和ケア(home palliative care)，スピリチュアルケア(spiritual care)

緩和ケア病棟の現在

日本ホスピス緩和ケア協会の調査によると，1990 年に緩和ケア病棟入院料届出加算の受理施設は 5 施設（病床数 120）であったが 2021 年には459 施設（病床数 9,464）と，この 30 年で緩和ケア病棟は大幅に増加している．一方で，2018 年の診療報酬改定[1]で緩和ケア病棟入院料について，待機患者の減少と在宅医療との連携を推進する観点から，平均待機期間や在宅への移行実績に関する要件に応じ，入院料の区分が設けられた．すなわち，緩和ケア病棟は専門的な緩和ケアにより集中的に症状緩和を行ったあと自宅療養に向け退院調整を行う病棟であるべきという国の方針である．これを受け，2021 年度の当院緩和ケア病棟の平均在棟日数は15.5日となっている．なるべく在宅で療養して状態悪化時に緩和ケア病棟に入院し，薬剤調整などの介入により安定したらまた在宅療養に戻る患者が約半数となっており，緩和ケア病棟は看取りだけを行う病棟ではなくなっている．また自宅退院が困難な場合には，サービス付き高齢者住宅や住宅型有料老人ホームなど「自宅」扱いの施設に退院し，サービスを導入して在宅緩和ケアを行うことも増えている．コロナ禍で入院面会制限の影響もあって在宅看取りの件数は年々増えており，在宅緩和ケアの充実が求められている．在宅におけるがんのリハビリテーションのニーズはますます高まっており，緩和ケア病棟と地域のリハビリテーションの連携は重要である．

在宅緩和医療の現場において期待される
リハビリテーションの役割（詳細は前稿参照）

① ADL 改善（機能維持向上・廃用予防・褥瘡予防・骨折予防）
② 家族の介護負担軽減（介護指導）
③ 症状緩和（疼痛や浮腫，呼吸苦など），自宅で心地よく過ごす．
④ 心理面へのアプローチ（スピリチュアルペインの緩和）
⑤ 最後にやりたいこと，残したいことを探す（QOL 向上）．

* Kyoko SATOH, 〒 211-0035 神奈川県川崎市中原区井田 2-27-1 川崎市立井田病院緩和ケア内科，部長

終末期のがんのリハビリテーションの特徴

よく知られている通り，がんの終末期の ADL は最後の 1〜2 か月で急速に身体機能が低下するのが特徴である[2]．特に第 2 号保険者（40〜64 歳）は制度を知らずに介護保険の申請が遅れることも多い．実際に ADL が低下してしまった終末期にはリハビリテーションよりも症状緩和目的の医療サービスが中心となってしまうことも多く，リハビリテーションがタイミングよく介入することは難しい．

がん種により経過が大きく異なることも特徴である[3]．頭頸部がんは，ADL が保たれても腫瘍増大や手術・放射線治療の影響で嚥下障害をきたしやすく，また腫瘍出血や窒息のリスクも高い．肺がんや慢性肺疾患を合併する時には，慢性呼吸不全や栄養障害が問題となり，呼吸リハビリテーションや栄養療法が重要である．骨転移による脊髄圧迫により対麻痺になると，褥瘡や膀胱直腸障害，痰の喀出障害（胸椎上位の麻痺の場合）が問題となる．乳がん，前立腺がん，女性の肺がん，甲状腺がん，肉腫の一部は，数年〜数十年という長期の経過となり，がんによる ADL の低下よりも高齢に伴う整形疾患による ADL 低下が問題となることもある．また，腺癌の一部はトルーソー症候群をきたしやすく，多発脳梗塞に対するリハビリテーションの対応が求められる．このほか，血液疾患は輸血依存となり，貧血や血小板減少がリハビリテーションのリスク因子となる．

在宅緩和医療の現場における リハビリテーションの難しさ

患者家族だけでなく医療従事者にも在宅緩和におけるリハビリテーションの有用性が十分に知られておらず，サービスの優先度が下げられてしまいがちである．特に AYA 世代では介護保険が使えないので金銭的な負担が大きいことも問題となる．また，サービスを提供する訪問リハビリテーションスタッフ側にも緩和リハビリテーションの知識・経験のばらつきやマンパワーの不足があり，リスクへの不安もあってより積極的な介入が難しい可能性がある．実際に，終末期は変化が早いので目標設定の立て方や変更について細やかな対応が難しい．週 1 の介入では介入のたびに大きく状態が変わっていても何ら不思議ではない．にも関わらず，入院中と異なり，在宅において患者の病状について主治医と頻回に情報共有ができることは珍しいであろう．

上記を解決するためには，病院から在宅への退院前調整会議や訪問診療導入の際に訪問リハビリテーションの導入を提案し，病院のスタッフからの情報（リハビリテーションサマリーや看護サマリー）により，本人やご家族のニーズやリスクについての情報共有がなされてシームレスに在宅でのリハビリテーションにつなげられることが望ましい．

症例提示

症例 1：90 歳代，男性

診断名：前立腺癌骨転移

現病歴：200X 年前立腺癌膀胱浸潤と診断されホルモン療法を開始．200X ＋ 2 年 3 月骨転移が出現し，best supportive care（BSC）方針となり当院緩和ケア内科紹介．2 か月前からの右小指の動かしづらさ，痺れを訴え，精査加療目的に 8 月緩和ケア病棟に入院．CT にて C5，Th1，2，3，4，6 に骨転移を認め，右手指の巧緻性低下の原因と判断されたため放射線治療を施行（30 Gy ／ 10 fr）．神経障害性疼痛に対し，プレガバリンを追加．

生活歴：次男と 2 人暮らし，要介護 2

リハビリテーション経過：放射線治療や薬剤調整の効果もあり，痺れは軽減が見られた．PT，OT が介入し，歩行訓練，巧緻動作訓練を施行．住宅型有料老人ホームへ退院した．退院後も当院で訪問診療を行っていたが，週 3 で訪問リハビリテーション（PT）が介入していたにも関わらず，施設で座位で過ごすことが多いために仙骨部に褥瘡が出現した．元々工作が趣味であり，アクティビ

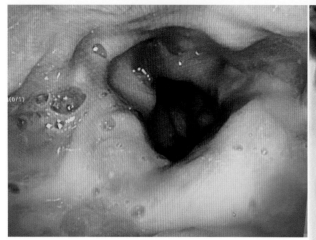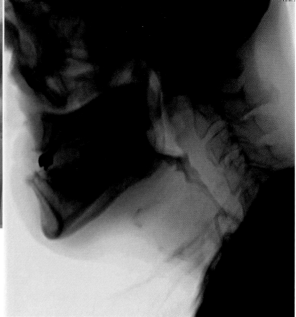

図 1.
a：喉頭ファイバー所見
b：嚥下造影検査所見

ティを行う目的で，週2回のデイサービスへの通所を開始した.

病院と在宅との連携：前立腺癌は比較的長期の経過になるため，ADL低下による介護の問題から自宅療養継続が困難となることもある. 本症例は，元々工作が趣味で自宅周辺の小学校での工作指導を行う団体の支部長を務めていたこともあり，利き手である右手の自由が利かず良くならないことに強い苦痛を訴え，スピリチュアルペインを表出していた. リハビリテーション介入により気持ちが前向きになり，施設退院後も施設職員とそのような患者の状況について情報共有を行い，デイサービス導入につなげることができ「いつかまた工作ができるようになりたい」と希望を持って過ごされている.

症例2：80歳代，男性
診断名：中咽頭癌
現病歴：200Y年1月，中咽頭癌の診断で放射線治療（40 Gy／20 Fr）を施行. 200Y年8月遺残中咽頭癌に対し内視鏡的咽喉頭手術（ELPS）にて口蓋垂を含め広汎切除を行ったが，口蓋垂近傍の後壁筋層への浸潤，著明な脈管侵襲を認めたため，中咽頭追加切除・追加化学療法などの検討を目的に他院紹介となった. しかし，嚥下障害により栄養状態不良のためにBSC方針となり，11月皮下埋没型中心静脈ポート（CVポート）造設術を施行し緩和ケア内科依頼. 病状評価，中心静脈栄養（IVH）指導目的に緩和ケア病棟に入院した. 自宅ではクッキー・ミルクティーなどをむせながら食べており，鼻をかむと食物残渣が出てきていた. 4か月で8kgの体重減少が見られていた. 経口摂取については，嚥下造影検査（VF）にて積極的には勧められないと判断されたものの本人の経口摂取希望が強く，ご家族とも相談の上で入院中は食事前後に吸引を施行し継続した. 妻へIVH指導・吸引の指導を行い，自宅退院. 退院後は，訪問看護・ST介入時に吸引を行いながら少量摂取する方針とした. 200X＋22年1月，誤嚥性肺炎で入院. 抗生剤治療を行うも緩和ケア病棟にて永眠された.
既往歴：胃癌全摘術後，食道癌放射線治療後，口腔底癌放射線治療後
生活歴：元々は飲酒多量. 妻，長男家族と同居. 要介護2伝い歩き可能

リハビリテーション経過：ST 処方，嚥下評価を行った．

喉頭ファイバー所見：朝食のペースト食と思われる食残が咽頭腔広範囲に付着し，喉頭侵入，誤嚥あり（**図 1-a**）．

VF 所見：60°座位で中間トロミ，濃いトロミを嚥下，食道入口部の開大がほとんど見られず，梨状窩にたまった水分があふれ，喉頭侵入（**図 1-b**）．30°座位でも喉頭侵入，誤嚥を認めたが咳嗽なし．軟口蓋挙上装置（PLP）装着しての検査も行ったが，装用効果は明確には見られなかった．

病院と在宅との連携：入院中の VF で経口摂取は困難と判断されたとしても，在宅においては「最後だから本人の食べたい物を食べさせてあげたい」という考え方もあり，倫理的な判断が求められる．訪問診療時に訪問看護・ケアマネジャーも同席してご本人・ご家族の希望と誤嚥のリスクについて情報共有を行った．本症例では訪問看護師が週3，ST が週2で介入した際に食事前後で吸引しながら少量の経口摂取を行う方針とした．口腔ケア，リラクゼーション，口腔運動，姿勢の意識化，摂取量の調整，一口に対して3回嚥下など環境を整え，呼吸苦なく経口摂取を楽しむことができていた．可能な限りリスクを少なくして本人やご家族の希望を支えるリハビリテーションの介入が求められる．

文　献

1) 厚生労働省 HP
〔https://www.mhlw.go.jp/stf/seisakunitsuite/bunya/0000188411.html〕
2) Lunney JR, et al：Profiles of older medicare decedents. *J Am Geriatr Soc*, **50**(6)：1108-1112, 2002.
3) 千野直一（編）：現代リハビリテーション医学 改訂第3版，金原出版，1999.

MB Med Reha No.284：26-31, 2023

特集／最期まで家で過ごしたい
—在宅終末期がん治療・ケアにおいてリハビリテーション医療ができること—

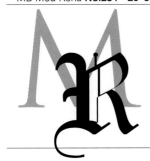

在宅緩和ケアにおける訪問看護師の役割と理学療法士との連携

川村幸子*

　Abstract　高齢化が進む日本では，国民の約6割が人生の最期を迎える場所として自宅を希望している[1]．がん患者を自宅で看取るには，在宅医療のリソースを活用し多職種連携のもと在宅緩和ケアを行う必要がある．がんは特有の経過をたどるため，短期間に集中した援助を要するからだ．その中において，訪問看護師にはチームのコーディーネートや症状緩和，家族ケア，グリーフケアなどを行う役割が求められている．特に在宅ターミナルケアのプロセスに基づいた，先を見越したケアの実践は非常に重要である．本稿では，状態悪化の際は入院を希望していた患者に，訪問看護師と理学療法士が連携し介入した結果，自宅での看取りが可能となった症例について述べる．本症例から，理学療法士の介入により，① 安全性の高い住環境が確保される，② 社会活動への参加が可能となる，③ 家族の介護技術が向上する，④ 離床の機会が増加する，⑤ 看護の質が向上する，ことが明らかになった．

　Key words　在宅緩和ケア(home palliative care)，訪問看護師(visiting nurse)，理学療法士(physical therapists)，連携(collaboration)

はじめに

　日本財団の「人生の最期の迎え方に関する全国調査」[1]によると，人生の最期を迎えたい場所を「自宅」とした人は58.8%であった．理由としては「自分らしくいられる」「住み慣れているから」であった．また，平成25年の訪問看護ステーションを対象にした調査研究[2]によると訪問看護を利用している患者の半数以上が在宅で最期を迎えているという結果となった．これは，在宅医療のリソースを活用すれば，がんに限らず最後まで自宅で過ごせることを示唆している．

　筆者は，在宅緩和ケア充実診療所の届出を行っている機能強化型在宅支援診療所で，訪問看護に従事している看護師である．当院の訪問看護は，がんの終末期に特化しており，2012年の開設当初から理学療法士と連携しながら患者と家族の支援

にあたっている．本稿ではがん患者を自宅で看取る際に必要な在宅緩和ケアの視点と，訪問看護師の役割，理学療法士との連携の実際を述べる．

在宅緩和ケアで大切にしていること

1．がんの経過を理解する

　非がんは急性増悪を繰り返しながら徐々に機能が低下する．一方がんは最期の1〜2か月で急速に全般的機能が低下する（図1）．日常生活動作（以下，ADL）は，死亡2週間前でも移動や飲食が可能であるが，10日以内になると急速に障害され，死亡直前には寝たきりになることが多い[4]．医療者がこの経過を理解することで，病が生活に与える影響を予測でき，適切なタイミングで医療と看護，介護の提供が可能となる．また，住環境の整備や在宅チームの編成だけでなく，患者と家族が今後どのように生きるかをともに考え支えること

* Yukiko KAWAMURA，〒277-0825 千葉県柏市布施1213-4　医療法人社団いぶきの森 のぞみの花クリニック，緩和ケア認定看護師・看護師長

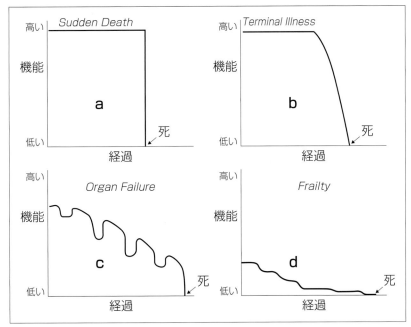

図 1. 死に至る疾患の経過
a：急性期医療などにおける急性型　　b：がんなどの亜急性型
c：高齢者などの慢性型(呼吸不全など)　d：高齢者などの慢性型(フレイル，認知症など)
（文献 3 より引用改変）

表 1. 緩和ケア・アプローチ

1. QOL 重視のアプローチ：疾患の治療や治癒より生活の質を重視する．
2. 全人的アプローチ：緩和ケアを必要とする個人を，医療や社会的援助を必要とする「患者以上の存在」として捉える．
3. 患者とその人に関わる人たち(特に介護者)の両者を包括するケア：患者を取り巻く人々，すなわち「家族と友人」も同じようにケアの対象とする．
4. 患者の自律と選択を尊重するアプローチ：たとえば，療養場所の選択や最期を迎える場所などについて，患者が何を望むかを明確にし，その目標の達成を支援する．
5. 率直かつ思いやりのあるコミュニケーション：終末期における予後をどう伝えるかといった困難な課題について，率直かつ思いやりのある話し合いを通じて人々を支える．

（文献 5 より引用改変）

ができる．

2．症状緩和は患者を中心にする

医療者が不在な自宅で，がん患者の多様な症状をコントロールするには，今ある症状と今後起こり得る事態に備えておく必要がある．「どのような生活を送りたいか」「どのくらい症状が和らげば満足か」「何が一番気がかりか」について患者と話し合う．間違っても援助する側の「痛そう」「苦しそう」「つらそう」といった思い込みや，評価スケールの数値を下げる目的で薬剤は使用しない．また，症状緩和は薬剤のみに頼らず，全人的な視点でアセスメントし対応していくことが大切である．

3．チーム内で理念を共有する

在宅医療では，各事業所から専門職が集まり，患者ごとにチームが形成される．所属ごとに理念や提供するサービスが異なり，看取りに対する考え方や経験，技術もそれぞれである．これらの不一致は，チーム内の混乱や終末期における倫理的問題を招くことも少なくない．多職種連携においては ICT(information and communication technology)を活用し，緩和ケア・アプローチ(**表1**)を実践していくことで，理念の共有が図れる．

4．患者の語りを聴く

病気があっても，自分らしく暮らすためのヒントは患者の語りのなかにある．医療者は，患者の

疾患を生物学的に説明できるが，患者の病気を説明できる者は患者以外に存在しない．患者が，主観的な体験である暮らしや人生，想いや願い，気がかりを語る時，個人の信念や信条，価値観も語られる．これらは人格や性格，パーソナリティを形成する主体でもあり，それらを知ることでその人らしさが見えてくる．

5．患者・家族にとっての"急変"の意味を知る

患者や家族が入院を考えるきっかけに"急変"がある．ここで確認すべきは，急変をどう認識しているかである．「トイレに行けなくなる」「食べられなくなる」「話ができなくなる」「意識がなくなる」「急に具合が悪くなる」など，家族の捉え方は様々だが，これらは死に向かう自然経過に過ぎない．変化が出現した際の予後は，短い週単位〜数日である．患者には入院しても改善は期待できないこと，家族には介護が必要なのは1〜2週間であることを，思いやりをもって伝えたうえで，今後の療養について話し合う．

6．患者のことは本人に確認する

家族は，患者の状態が変化してくると「点滴をした方が良いのではないか」「苦しいのではないか」「やはり入院させた方が良いのではないか」といった思いに駆られる．患者の表情が穏やかであっても，「苦しがっている」と訴えることもある．その場合は，家族の気がかりを直接患者に問うてみると良い．がんの場合は予後が短くても，発語やうなずきが可能なことが多い．患者の考えがわかると家族の不安は軽減する．医療者は，家族の訴えだけでなく，最後まで患者の声に耳を傾ける姿勢が大切である．

7．看取りに向けて家族を支える

臨死期は患者と家族が人生をともにする最後の時間である．医師が定期的に自宅を訪問し，患者の死が予測されていた場合，臨終に医療者が立ち会う必要はない．家族だけで過ごして良いことを予め伝えておく．看取りの経過や家族が行えるケアが記載されたパンフレット[6]を活用すると，必要な時に読み返すことができる．看取りの瞬間に立ち会いたいとの希望には，旅立ちは本人にしかわからないこと，これまで過ごしてきた時間も含めて看取りであることを伝える．また，家族にも日々の生活があるため，付きっ切りで見ていなくても良いと言うと安堵することも多い．息を引き取った後の連絡先と，救急車の要請は不要なことも伝えておく．

8．グリーフをケアする

グリーフ（grief；悲嘆）は，大切な人を失うことで起こる喪失体験である．思考や感情の麻痺，怒りや悲しみ，自責の念や後悔などの反応が現れる．終末期では，患者が亡くなる前から家族の悲嘆は始まっている．愛する人の死を乗り越え，自分らしい生き方を再生できるようサポートしていくのがグリーフケアである．また，グリーフは援助者にも生じる．患者の死後のカンファレンスだけでなく，援助者が自分の感情を安全に表出でき，共感的な態度で応じてもらえたならば，それもグリーフケアとなる．さらに，援助者自身も，自らの心の声を聴き，自身を労わることでセルフケアとしてのグリーフケアが可能となる．

がんのターミナルケアにおける訪問看護師の役割

1．先を見越したケアを提供する

在宅ターミナルケアには6つのプロセスがある（表2）．プロセスを通して訪問看護師に求められる役割は，① 環境づくりと不安の除去，② 症状コントロールと疼痛管理，③ 死への準備教育と在宅ケア継続の評価，④ 看取りとグリーフワーク，である．特にがん終末期の場合，常に先を見越したケアを行うことが重要である．

2．家族を支える

家族は，これまでの家庭内での役割に加え，ケアの担い手として期待される立場にある．家族の苦悩は，患者の自宅療養の継続に大きな影響を及ぼすため，家族に対しても全人的なケアが必要となる．家族の中には「ただそばに居ることしかできない」などの無力感にさいなまれることもある

表 2. 在宅ターミナルケアのプロセス

準備期	訪問看護の依頼から訪問開始までの時期 ・情報を収集しアセスメントする ・アセスメントから得られた課題の対応策を確保する ・病状や在宅療養について，療養者と家族それぞれの受け止めと希望を把握する
開始期	訪問開始から在宅療養の支援体制がほぼ安定するまでの時期 ・症状をコントロールする ・情報収集とアセスメントに準じた在宅チームの編成と調整をする ・療養者と家族が困っていること，不安に思うことに対応する
維持期	病状や症状および在宅療養の支援体制が比較的安定している時期 ・その人の「その人らしさ」を探る ・介護者の疲労に対応する ・症状の予後と対応を相談し，準備する
悪化期	病状や症状が変化し，必要に応じて支援体制を再構築する時期 ・症状を緩和し，ケアの体制を調整する ・選択肢を説明し，選択を支援する ・亡くなるサインについて説明しておく
臨死期	死が数日以内と予測される時期 ・亡くなるサインと対応を確認する ・看取りに向けた家族への支援を行う ・多職種に伝達し，調整する
死別期	死亡直後からおおむね1年間 ・お別れの時間をつくる ・介護者をねぎらう ・悲嘆を共有し，病的悲嘆に注意する

（文献7を参考に作成）

が，そばにいることは家族にしかできないケアであることを伝える．また家族が患者に行えるケアを一緒に探していくことも支援となる．

3．生活に考慮する

患者と家族の生活状況やそれぞれの役割，住環境をアセスメントし，必要な人的・物的資源の活用を検討する．がんは自立した生活が比較的長く保たれるため，介護保険サービスを導入するタイミングが難しい．また，ポータブルトイレは必須でないため，早期から購入することは避ける．先を見越したケアは必要であるが，社会資源の活用は必ず患者や家族と良く話し合い，十分納得したうえで導入する．サービスは，患者と家族の生活リズムに配慮して調整し，医療的な処置や服薬，ケアについても生活の妨げにならないようできるだけシンプルにする．

訪問看護における理学療法士との連携の実際

1．事例紹介

A さん

70歳代，女性．子宮体がん術後再発，多発肺転移，多発リンパ節転移，化学療法誘発性末梢神経障害．全身状態の悪化にて積極的治療が終了となり緩和ケア外来を紹介されるも，通院困難にて在宅移行となる．70歳代の夫と2人暮らし．他県に在住する長女（40歳代，単身，就労あり）のサポートあり．

準備期・開始期（約8日）：

• A さんの思い：娘に迷惑をかけたくない．これ以上悪くなったら入院したい．

• 家族の思い：これからどうしようかと思っている．

• 生活上の気がかり：歩けなくなることやお風呂に入れなくなること．

- ADL：軽介助で車椅子移乗は可能．歩行は腋窩介助を要する．右手指に痺れと脱力があり箸が使用できない．入浴は要介助．
- 実際のアプローチ：在宅移行直後に転移性脳腫瘍による右不全片麻痺が出現し，ADL が大きく低下する．訪問診療 1 回・訪問看護 3 回／週（医療保険），訪問リハビリテーション 1 回／週（介護保険）にて介入．訪問看護で全身状態の観察，症状コントロール，服薬確認，生活状況の確認，保清・排泄管理を行い，訪問リハビリテーションでは住宅環境，身体機能，起居・移動動作および日常生活動作の評価，福祉用具の提案を行った．また，両職種間で A さんの状態，A さんと家族の思いや希望，介護状況，介護負担，具体的な援助方法について情報共有しケアの方針を確認した．

維持期（月単位：約 3 か月と 2 週）：

A さんからシャワー浴の希望があり，理学療法士（以下，PT）と看護師（以下，Ns）とで同行訪問を行った．PT がシャワー浴に必要な一連の動作の確認と，福祉用具の調整を行い，Ns と長女でシャワー浴を実施した．家族にも具体的な介助方法や注意点を伝えたことで，それ以降は家族でシャワー浴が実施できた．訪問看護と訪問リハビリテーションの定期的な介入と家族のサポートにより，A さんの ADL は徐々に改善し，調子の良い日は台所で米を研ぐ，葉物野菜を切るなど主婦としての役割を担うことができた．通所介護（以下，デイ）を利用し，入浴を楽しむこともできていたが，度々倦怠感や右半身の筋力低下，両下肢の痺れが出現し，日によっては床上排泄になることもあった．思うように動けないつらさを語る A さんから，「レスパイト入院をしたい」「できるだけデイに行きたい」との希望が聞かれた．自宅にいる時間を減らし，長女の介護負担を少しでも減らしたいとの思いからだった．そこで ADL が不安定な A さんを安全にデイに送迎する手段や，負担が少ない介助方法について PT に相談した．その後，リクライニング式車椅子が導入され，安全で

安楽なデイの送迎が可能となった．また，居住スペースに配慮したサイズの車椅子を選択したことで，家族のみでトイレ介助，シャワー浴が可能となった．在宅導入から 3 か月目に 1 週間のレスパイト入院を行ったが，大きな状態の変化なく自宅療養を再開した．A さんは，体を思うように動かせない焦燥感やつらさを涙ながらに語ることもあったが，デイでの入浴や利用者，スタッフとのふれ合いを楽しまれ，長女と車椅子で近所を散歩するなど良い時間が過ごせていた．

悪化期（週単位：10 日）：

A さんに咳嗽や痰がらみ，内服時のむせ込みが見られ，次第に呼吸困難感や咽頭喘鳴も出現した．デイでの入浴を終えた日の夜，内服が困難となり PCA（patient controlled analgesia）によるオピオイド持続皮下注射が開始された．その後，急速に病状が進行し，A さんや家族の不安も日増しに強くなっていった．訪問看護では，症状緩和と生活援助に努め，褥瘡の予防として PT にエアマットの選定を相談した．PT からも，訪問リハビリテーションでの症状や苦痛の評価，動作評価，家族や本人の様子についての報告があった．訪問看護で，A さんと家族に今後の療養場所について尋ねたところ，本人は決めきれずにいたが，長女は家で最期まで過ごすことを希望された．夫と長女には，今後の変化やこれからの過ごし方を，看取りのパンフレット[6]を用いて説明した．PT とも情報共有し今後の方針を確認し合った．

臨死期（日単位：3 日）：

A さんは，意識が低下し咽頭喘鳴が生じていたが穏やかな表情で過ごしていた．訪問看護では長女と一緒に保清ケアを行い，家族が A さんに対して行えるケアの方法を提案した．長女から，どのような状態になったら医療者に連絡をすれば良いかとの質問があり，最後は家族だけで看取って良いことを伝えた．Ns は A さんの全身状態と家族の悲嘆の様子を同日中に PT へ伝えた．翌日の訪問リハビリテーションではリラクゼーションやポジショニングを行い苦痛の緩和に努め，家族にも

具体的な除圧や介助方法をアドバイスした.

死別期：

長女から，呼吸が止まったとの連絡があり訪問すると，長女は泣きながら A さんの手を握りしめていた. Ns は母親の最期の様子を涙ながらに語る長女の話を聴き，悲嘆に寄り添った. エンゼルケアには親族も含め全員が参加された. ケアは，A さんの元気だった頃のエピソードや兄弟の話を交えながら和やか行われた. A さんはデイに良く着ていったお気に入りのブラウスに着替え，とても穏やかな表情となった. 長女からは「家で過ごせて良かったです. 入院か迷った時もあったけれど，家で良かった.」との言葉が聞かれた. 看取りの様子は Ns から PT へ伝え，ケアを振り返りながら互いを労った. 家族には 1 か月後にグリーフ訪問を行い，1 年後にグリーフレターを送った.

2．考 察

自宅という極めて個別性が高い生活空間に PT が介入することで，患者の身体機能に合わせた安心で安全な環境が確保できた. また，家族に具体的な介助方法を伝えることで，介護技術が向上し離床や外出の機会が増えた. 悪化期，臨死期におけるリハビリテーションアプローチは，患者の苦痛予防や疼痛緩和，家族の不安の軽減につながり，自宅での看取りを後押ししたと考える. また，Ns が PT から具体的な助言を得ることで，より適切で質の高い看護ケアが提供できたと実感している. 在宅におけるがん終末期ケアでは，Ns と PT が連携することにより，患者と家族への包括的ケアが実践できると考える.

おわりに

本稿では看護師と理学療法士の連携を中心に，がん終末期患者の自宅看取りについて述べてきた. 事例のように，本人の意思が明確に表出されなくても，家族の希望により自宅での看取りになることもあれば，家族が自宅療養を希望しても本人の意思で入院になることもある. 在宅は，これまでの患者の生き方や，家族との関係性が生々しく立ち現れる場であり，医療者の予測や想像の範疇をはるかに超えた結果になることも少なくない. 自宅での看取りは，こうすれば必ず上手くいくというスキルや技術は残念ながら存在しない. それでも，そこに挑もうとする私たちに必要なのは，どうにも答えの出ない，どうにも対処しようのない事態に耐える能力[8]であるネガティブケイパビリティを育むことだろう. 答えを急がず，関心をそこに向け，じっと話を聴き，辛抱強く待つ. こうした医療者の関わりが，患者と家族を支えるケアとなり，唯一無二の人生を「自分らしく生きる」ことにつながると信じてやまない.

文 献

1) 日本財団：人生の最期の迎え方に関する全国調査結果.
   〔https://www.nippon-foundation.or.jp/who/news/pr/2021/20210329-55543.html〕

2) 訪問看護ステーション利用者：平成 25 年度 厚生労働省老人保健事業推進費等補助金老人保健康増進等事業「訪問看護の質確保と安全なサービス提供に関する調査研究事業～訪問看護ステーションのサービス提供体制に着目して～」(全国訪問看護事業協会)
   〔https://www.zenhokan.or.jp/wp-content/uploads/h25-1.pdf〕

3) Lunney JR, et al：Profiles of older medicare decedents. *J Am Geriatr Soc*, **50**(6)：1108-1112, 2002.

4) 淀川キリスト教病院ホスピス編：緩和ケアマニュアル 第 5 版，3，最新医学社，2007.

5) 日本医師会(監)：新版がん緩和ケアガイドブック，7，青海社，2017.

6) OPTIM プロジェクト(Outreach Palliative care Trial of Integrated regional Model)，厚生労働科学研究費補助金第3次対がん総合戦略研究事業「緩和ケア普及のための地域プロジェクト」

7) 一般社団法人全国訪問看護事業協会：訪問看護が支えるがんの在宅ターミナル，72-100，日本看護協会出版会，2018.

8) 帚木蓬生，ネガティブ・ケイパビリティ，3，朝日新聞出版，2020.

四季を楽しむ

ビジュアル 嚥下食レシピ

好評書

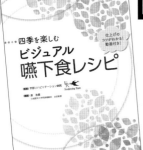

監修・執筆　宇部リハビリテーション病院
田辺のぶか，東　栄治，米村礼子

Swallowing Team

編集　原　浩貴(川崎医科大学耳鼻咽喉科　主任教授)

2019年2月発行　B5判　150頁　定価3,960円(本体3,600円＋税)

見て楽しい、食べて美味しい、四季を代表する22の嚥下食レシピを掲載！
お雑煮からバーベキュー、ビールゼリーまで、イベント食、お祝い食に大活躍！
詳細な写真付きの工程説明と、仕上げのコツがわかる動画で、作り方が見て
わかりやすく、嚥下障害の基本的知識も解説された、充実の1冊です。

目次

嚥下障害についての基本的知識
嚥下障害を起こしやすい疾患と全身状態
より安全に食べるために
　1. 嚥下の姿勢/2. 嚥下訓練・摂食嚥下リハビリテーション/3. 食事介助を行う場合の留意点と工夫
レシピ
◉ 春　ちらし寿司/ひし餅ゼリー/桜餅/若竹汁/ぶりの照り焼き
◉ 夏　七夕そうめん/うな丼/すいかゼリー/バーベキュー
◉ 秋　月見団子/栗ご飯/鮭の幽庵焼き
◉ 冬　かぼちゃの煮物/クリスマスチキン/年越しそば/お雑煮/昆布巻き・海老の黄金焼き/七草粥/
　　　巻き寿司/いわしの蒲焼き
◉ その他　ビールゼリー/握り寿司
Column　α-アミラーゼの秘密/大変身！簡単お肉料理アレンジ/アレンジ!!月見団子のソース　ほか全7本

食べやすさ，栄養，見た目，
味を追及したレシピ！

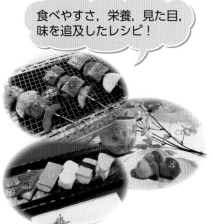

豊富な写真で工程
が見てわかる！

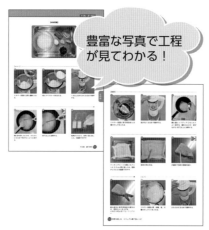

動画付きで仕上げの
コツが見てわかる！

④そうめん（白）を絞ります

全日本病院出版会

〒113-0033 東京都文京区本郷3-16-4　Tel:03-5689-5989
www.zenniti.com　　　　　　　　　　　　　　　　Fax:03-5689-8030

MB Med Reha No.284：33-38, 2023

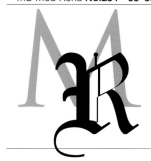

特集／最期まで家で過ごしたい
―在宅終末期がん治療・ケアにおいてリハビリテーション医療ができること―

在宅終末期がん治療・ケアにおける訪問看護

熊谷靖代*

Abstract　がんの治療期から終末期にかけて訪問看護という立場から，どのように在宅においてリハビリテーションと協働し，患者の生活を支えていくかについて事例に基づき検討した．リハビリテーション専門職が在宅でのケアに関わることにより，ADL 拡大だけでなく症状による苦痛の緩和や患者の希望を支えることができ QOL の拡大につながった．今後は関わる職種がどう役割分担し協力しながらがん患者の自宅での生活を支え，どう連携するかが課題となる．

Key words　訪問看護（home visit nursing），訪問リハビリテーション（home visit rehabilitation service），がん患者のケア（care for cancer patients）

がん患者が身体的・精神的・社会的により良い生活を送ることができるように患者の希望を尊重しながら，日常生活動作の獲得や ADL 向上のための動作訓練だけでなく，治療に伴う可動域制限や苦痛症状に伴う身体機能の低下への対応，疼痛や呼吸困難，浮腫といった終末期特有の症状を緩和する目的でもリハビリテーションが重要であると考える．特に在宅における生活を継続するためには，必要な活動の自律をどう保証するかががん患者の QOL に密に関連しており，今まで通りに日常生活ができるかを評価し，できなければ最低限の変化や周囲の負担で生活に必要な活動ができる環境を整えることが必須である．

私の所属する野村訪問看護ステーションは，1997 年に野村病院併設型として東京都三鷹市に開設され，「安心はぬくもりある看護から」をモットーに，同法人の野村病院緩和ケア病棟とも連携しながら，ターミナルケアから認知症看護まで幅広いケアを提供している．その中でがん患者が自宅で生活するためにリハビリテーション専門職との協働が効果的であった事例を通し，在宅におけるがん患者のケアにおいてリハビリテーション専門職と看護師の協働のあり方を考えたい．

1．化学療法による末梢神経障害を生じたがん患者の在宅におけるケア

A さん．80 歳代，女性．肺がん，高血圧，ASO（人工血管），外反母趾（右足手術）

肺がんに対し手術・化学療法・放射線療法を受け，今後は BSC（best supportive care）方向の予定であるが，本人へは予後に関しては未告知．化学療法による末梢神経障害があり転倒を繰り返している．娘との 2 人暮らし，要介護 3．入院を繰り返すことにより足腰が弱くなり思うように動けなくなったと本人・家族の希望により訪問看護が開始となった．ケアマネジャーとサービスについて相談し，現在介護保険において訪問看護と訪問リハビリテーションを週 1 回ずつ受けている．

2021 年 10 月 1 日現在，日本における 65 歳以上

* Yasuyo KUMAGAI，〒 181-0013 東京都三鷹市下連雀 8 丁目 3-6　野村訪問看護ステーション，がん看護専門看護師

人口は，3,621万人（28.9％）となり急速に高齢化を迎えている[1]．これはがん患者においても同様であり今後高齢がん患者の増加が見込まれる．一方，高齢者の転倒は介護が必要となる主な原因の1つであり，高齢者が在宅において転倒予防のためのリハビリテーションを実施することは，自立した生活を継続するためにも重要である．しかしがんにおける治療は末梢神経障害などのように転倒リスクを高める副作用があることや，倦怠感や悪心などによる体調の変化が予想されることから個々の治療計画や体調変化に合わせたリハビリテーションを実施することが必要になる．また，在宅におけるリハビリテーションは用具や設備が潤沢に整っているわけではないので，がん患者の自宅環境や簡便な用具を使用し，その人の生活リズムに合わせたリハビリテーションを計画する必要がある．在宅におけるがん患者は，① 看護師がリハビリテーションを実施する場合，② 看護師と理学療法士や作業療法士の両方が介入する場合，③ 理学療法士や作業療法士のようなリハビリテーション専門職だけが介入する場合があるが，Aさんの場合，今後病状の変化が考えられるため，リハビリテーション専門職だけでなく看護の訪問も併用することとなった．介入開始時，理学療法士による起立動作，立位保持，歩行の評価では，末梢神経障害による重度のバランス障害を認めた．Aさんは起立時に荷重や重心移動の感覚がなく，起立・歩行時は宙に浮いている感じがするとのことから，起立や歩行時に目視で動作確認をしながら動くことを勧めた．全身的に筋力は保たれており，日中は運動指導員の資格を有する娘に自主トレを手伝ってもらっているが，右外反母趾，両手指変形あり部分的に可動域制限があった．福祉用具を紹介したが，Aさんは「あまり道具を使用したくない」と話し，使用に消極的であった．看護師が訪問時に体調の評価を行い，両下肢に廃用と思われる柔らかい浮腫が下腿から足裏にかけて見られたことから，圧迫を用いて浮腫改善を実施．それとともに，Aさんの今までと同じように生活したいという思いを尊重しながら，体調や生活の面から補助具を使用することの利点を繰り返し説明することで同意を得た．結果，退院当初は家族の手引き歩行でトイレに移動していたが，歩行器を使用することでトイレへの移動が自立でき，在宅で仕事をしている娘の負担が軽減された一方，徐々に一歩の歩幅が面倒で大きくなることで上半身のバランスが崩れ室内で転倒することが増えたため，理学療法士と目視で確認しながら歩行する方法について繰り返し練習するとともに，看護師が転倒後の体調を確認し，必要に応じて創処置を行ったり病院受診を勧めたりしている．転倒防止のため室内のものを整理し環境を整えることも検討したが，ご本人の「今までの生活を変えたくない」という思いは強く，生活環境を大きく変えることはストレスになると考え，室内環境整備が最低限になるようトイレ・入浴・食事といった生活動作や導線の確認を行った．その際しびれが辛いと話されていたため，浴槽につかり温めることで苦痛が軽減する可能性と，自分の生活ペースを乱されたくない，あまり多くの人に自宅に来てほしくないという本人の希望を考慮し自宅での入浴方法を検討．最低限の手すりと浴室の滑り防止のマットを導入，理学療法士により浴槽への出入り動作の確認を行い見守りで入浴できるよう冬に向けて練習中である．運動負荷が増すにつれ息切れ症状が出現したため，循環器科を受診し現在内服していた薬剤変更が行われ，看護師が服薬状況の確認や体調管理とともに簡単なしびれと付き合い生きていくことについての辛さや自身の病状，今後に関する不安についての傾聴などを行っている．また，末梢神経による機能障害の改善に対し研究数やサンプル数は少なく確実性は低い状態であるが，監督下での運動療法がパフォーマンスと感覚障害の改善に有効であることが示されていることから，Aさんを悩ませるしびれに運動が効果的である可能性がある[2]ため，ADL向上とともに症状緩和についても今後継続して評価する予定である．

2．病状に伴うリンパ浮腫発症に対し理学療法士と看護師のケア

Bさん．80歳代，女性．胃がん腹膜播種，高血圧，高脂血症

胃がんに対し手術・化学療法を受け，現在内服による抗がん剤継続中．両下肢浮腫が急激に出現し，入院にて精査したが体調は回復したものの浮腫は軽減せず．リンパ浮腫治療の施設を紹介されたが，Bさんと夫が通うのも大変なので受診以外は自宅で今後の体調管理やリハビリテーションをしてほしいと希望したため，訪問看護と訪問リハビリテーションが開始となった．夫と息子の3人暮らし，要介護1．胃がんで通院を始めてから体力低下を自覚し，市役所で相談し介護保険申請．担当のケアマネジャーと相談し週に1回半日のデイケアサービス（通所リハビリテーション）を利用していたが，入院のため中断したままとなっている．

近年，化学療法や放射線療法を受けているがん患者が身体的・精神的・社会的により良い生活を送ることができるよう患者の希望を尊重しながら，リハビリテーション治療（運動療法）を実施することが推奨されている[2]．また，安静に伴う疼痛や呼吸困難，浮腫，倦怠感といった症状は体を動かすことにより緩和することがあるため，症状の原因をアセスメントし，必要時に症状緩和の目的でリハビリテーションによる支援を依頼されることがある．その際，看護師とリハビリテーション専門職がどのような役割分担を行い訪問するかが課題となるが，Bさんの場合，浮腫による動きづらさにより苦痛を感じていたため，リンパ浮腫に関する研修を受講した看護師と理学療法士が複合的理学療法の実施を行うとともに，看護師は体調管理，理学療法士は室内での日常生活動作の確認と改善を目標に，それぞれ役割を分担し関わった．

Bさんは，浮腫により特に寝室のある2階と1階の階段昇降が不自由で困っていた．病気になる前は人一倍動くことが好きでパワフルに動いていたと夫から聞き，まずは動ける環境を整え，病状に関連した浮腫や経口抗がん薬の副作用に関連した悪心や倦怠感を軽減することを看護・リハビリテーションの共通目標として関わった．訪問した理学療法士によりリンパ浮腫に対し圧迫を行った状態で階段昇降やトイレ動作，布団からの起き上がりが安全に実施できるか評価し，動きに合わせ圧迫方法を修正した．一方看護師は，化学療法に伴う吐き気などの副作用や食事摂取状況の評価を行い，フレイル予防のための食事指導や制吐剤の使用方法について提案するとともに，圧迫により吐き気が増強することがあるとのBさんの発言から，体調により圧や圧迫範囲を変更できるような方法に修正した．この結果，徐々に症状が悪化する中でも自宅内では夫に食事を作り続け，買い物に行くために電動自転車に乗りたいと理学療法士に相談するなど，今まで通り生活することを目標にリハビリテーションを継続していた．その後腸穿孔により緊急入院し人工肛門となった後，Bさんはリハビリテーションの継続を強く希望されていたため，本人の意向に沿う形で理学療法士による週1回の訪問は継続し，ストーマ管理のため看護師の訪問を増回した．自宅での生活は，倦怠感が強く階段昇降が難しかったため，1階にベッドを設置することで階段昇降のない生活環境とした．入浴については当初ケアマネジャーと介護度の区分変更も視野に入れ，ヘルパーや看護師による介助もしくは訪問入浴も検討したが，ストーマのパウチの漏れがあった場合シャワーで洗い流したい，人手を入れることで時間の縛りを受けたくないという本人や家族の希望があり，理学療法士によりトイレや浴室が自力で使用できるよう補助具を設置した．一方低栄養からの胸腹水貯留が少量ではあるものの出現していたため，浮腫ケアを筒状包帯による膝下の弱圧圧迫，ほぐし手技によるはり感軽減に変更し，倦怠感が強く思うように動けないことから，全身の痛みを訴えることも多

くなったため，理学療法士によりマッサージやストレッチを実施し苦痛が緩和された．「体がなまらないように運動しなくちゃ」という思いに対しては，トイレまでの歩行維持をリハビリテーションの一環として意識化することに加え，家族と会話する際になるべく座るようにしてはと提案した．その後徐々に病状が悪化し，嘔吐が持続し動けなくなったため緩和ケア病棟に入院，永眠された．

3. 終末期であっても立ちたい・歩きたいという希望を支えるケア

Cさん．50歳代，女性．大腸がん，手術・化学療法も病状進行し，治療終了し症状緩和を自宅で受けている．

大腸がんに対し手術・化学療法を受けたが，病状が進行しBSCの方針に変更となり，自宅で療養している．腸穿孔にてポートより高カロリー輸液を実施し，お楽しみ程度に少量食べることは許可されている．膀胱直腸瘻があり尿道カテーテル使用もパットに浸出液が多く付着し皮膚にトラブルを抱え，訪問看護師が体調管理のため週2回訪問している．急激な痩せが進み，座位になると血圧低下や下肢浮腫が出現することに不安を訴えており，このままでは立って歩けなくなるとADLの改善のためのリハビリテーションを本人が希望した．母親と2人暮らし，要介護4.

がん患者の大半は，積極的な治療が受けられなくなってから徐々にADLが低下するため，この緩和ケアが中心となる時期のリハビリテーション目標は，利用者とその家族の希望を確認し，残っている機能や時間を十分考慮しながら，その時点でできる限りでの生活における活動を可能にすることだと考える．在宅においては日常の活動の程度によって生活の質に直接影響することも多いため，予後予測（**表1**）などを参考に残された時間と現在のADLからどのような調整をすることで安全・安楽に自宅で暮らせるかを考え，医師に利用

者の病状について先の予測を含めた見解を確認するとともに，トイレ歩行や入浴などの生活行動や，洗濯や料理といった家事活動がどの程度行えるか，また気分転換活動としてどのような活動を重視しているか確認し，その実現のために支援は必要かを考え，それに合わせたリハビリテーションや環境調整を計画する．この際，よく聞かれる「このところ前ほど動けなくなってきたからリハビリテーションがしたい」という本人や家族の希望に対し，"リハビリテーション＝もとの活動"という思いが実行可能か十分検討し，ADLの改善という希望は支持するものの目標としては挙げず，休憩と活動のバランスのとり方や，タッチアップなど介護用品の提案で楽に動ける環境の整備，利用者と家族のお互いが楽にできる介護方法の説明などを訪問看護師が行い，階段などの段差の移動や起立動作など体の使い方でより専門性が求められる場合は，理学療法士に助言を求めることが多い．しかし，Cさんのように専門職が訪問しリハビリテーションをしているということが本人の希望につながっている場合は，より軽度の負担・時間でのリハビリテーションの実施を検討する．その際，がんは進行とともにQOLが低下し，やがて死を迎えることは避けられないが，同じ生命予後でもQOLの高い期間を長く保つことを目指し，体の状態に応じてリハビリテーションの内容を変更しながら「余命の長さに関わらず，患者とそのご家族の要望を十分に把握した上で，その時期におけるできる限り可能な最高の日常生活活動（ADL）を実現すること」を目標に関わっていることが重要となる．Cさんは50歳代とまだ若く自分が死に向かうことは母親ともども受け入れがたい様子であったが，ベッドから端坐位になり座ってテレビを見ることができようになったり，車椅子で部屋の中を動けるようになったりしたことは日々の生きる希望につながっており，「ベッドに寝て死を待つだけでなく今までと同じように家で過ごせることが嬉しい」と話されていた．体調に応じて週1～2回の訪問リハビリテーションを継

表 1. 全身状態の評価尺度

a．Palliative Performance Scale

	起　居	活動と症状	ADL	経口摂取	意識レベル
100	100%起居している	正常の活動・仕事が可能 症状なし	自立	正常	清明
90		正常の活動が可能 いくらかの症状がある			
80		何らかの症状はあるが 正常の活動が可能		正常 もしくは 減少	
70	ほとんど起居している	明らかな症状があり 通常の仕事や業務が困難			
60		明らかな症状があり 趣味や家事を行うことが困難	ときに介助		清明 もしくは 混乱
50	ほとんど座位もしくは臥床	著明な症状があり どんな仕事もすることが困難	しばしば介助		
40	ほとんど臥床	著明な症状があり ほとんどの行動が制限される	ほとんど介助		清明 もしくは 傾眠±混乱
30	常に臥床	著明な症状があり いかなる活動も行うことができない	全介助		
20				数口以下	
10				マウスケアのみ	

(Anderson F, et al. J Palliat Care, 12：5-11, 1996)

b．Palliative Prognostic Index

Palliative Performance Scale	10〜20	4.0
	30〜50	2.5
	≧60	0.0
経口摂取*	著明に減少（数口以下）	2.5
	中程度減少（減少しているが数口よりは多い）	1.0
	正常	0.0
浮　腫	あり	1.0
安静時の呼吸困難	あり	3.5
せん妄	あり**	4.0

＊　：消化管閉塞のために高カロリー輸液を受けている場合は「正常」とする.
＊＊：薬剤が単独の原因となっているもの，臓器障害に伴わないものは除外する.
得点が 6 より大きい場合，3 週間以内に死亡する確率は，感度 80%，特異度 85%，陽性反応適中度 71%，陰性反応適中度 90%.

(Morita T, et al. Supprt Care Cancer, 7：128-133, 1999.)

(日本緩和医療学会苦痛緩和のための鎮静に関するガイドライン 2010 年版より引用
〔https://www.jspm.ne.jp/guidelines/sedation/2010/chapter05/05_03_01.php〕)

続したが，急激な体調悪化により緩和病棟に入院し永眠された.

まとめ

在宅終末期がん患者に対するリハビリテーションではこうしたら正解というものはないが，患者とその家族が住み慣れた自宅で少しずつ体が弱っていく中でも，その時期にできる最高の生活を提案し実行できることが大切であると考える．今後は，移動や起居動作指導，移動のための環境整備，そしてその人が生きて生活をすることを支えるため，在宅におけるリハビリテーション専門職と看護師の協働を今後より進めていくとともに病院や施設との連携のあり方を模索していきたい.

文　献

1) 内閣府：令和 4 年版高齢社会白書
〔https://www8.cao.go.jp/kourei/whitepaper/
w-2022/zenbun/04pdf_index.html〕(閲覧日 2022
年 10 月 1 日).

2) 日本リハビリテーション医学会がんのリハビリ
テーション診療ガイドライン改訂委員会編：がん
のリハビリテーション診療ガイドライン第 2 版,
金原出版, 2019.
〔http://www.jsco-cpg.jp/rehabilitation/
guideline/#X〕(閲覧日 2022 年 10 月 1 日)

MB Med Reha **No.284**：39-44, 2023

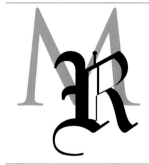

特集／最期まで家で過ごしたい
—在宅終末期がん治療・ケアにおいてリハビリテーション医療ができること—

在宅終末期がん患者に対する リハビリテーション —PTの視点から—

尾関伸哉[*1]　立松典篤[*2]　杉浦英志[*3]

Abstract　近年，終末期がん患者に対する地域での良質な緩和医療の提供手段の1つとして，在宅での訪問リハビリテーションへの期待が高まっている．終末期がん患者では，病気の進行により移乗や歩行などの activities of daily living（以下，ADL）能力の低下が自尊心や quality of life（以下，QOL）の低下につながるとされている．実際に，終末期がん患者の在宅生活におけるニーズとして多く聴取されるのは移乗や歩行能力の維持であり，これらの ADL 能力を維持することは終末期がん患者の自尊心と QOL を保つための重要な要素である．したがって，終末期がん患者に対する訪問リハビリテーションでは，自尊心や QOL に関わる移乗や歩行機能を可能な限り支援していくことが重要だと考えられる．実際の訪問リハビリテーションでは，患者や家族の潜在的なニーズを聴取し，症状に応じた身体のコンディショニングや ADL 能力の維持に向けたリハビリテーションを患者の状態に合わせて実施する．今後も終末期在宅医療の1つの手段として訪問リハビリテーションの活躍が期待される．

Key words　終末期がん患者（terminal cancer patients），訪問リハビリテーション（home-visit rehabilitation），生活の質（quality of life），日常生活動作（activities of daily living）

はじめに

我が国において 2018 年より，第 3 期がん対策推進計画が開始され，全体目標の 1 つとして「尊厳をもって安心して暮らせる社会の構築」が掲げられており，地域でのがん患者の在宅支援の流れが高まっている．また，本計画の概要の中に，国および地方公共団体は，「がん患者の状況に応じて，緩和ケアが診断の時から適切に提供されるようにすること」，「良質なリハビリテーションの提供が確保されるようにすること」が明記されている[1]．したがって，がん患者に対する地域での良質な緩和医療の提供手段の 1 つとして，在宅での訪問リハビリテーションへの期待も高まっている．

緩和ケアにおけるリハビリテーションについて

緩和ケアにおいて，がんと診断され，治療を開始した後，緩和ケアに移行するというのが従来の流れであった．しかし，現在はがんと診断された時点より，がんの治療と並行して症状緩和を中心に緩和ケアを開始していくことの重要性が認識され始めている．

緩和ケアにおけるリハビリテーションの目的は，「余命の長さにかかわらず，患者とその家族の

*1 Shinya OZEKI, 〒 454-0013　愛知県名古屋市中川区八熊 3 丁目 17-3　サンメゾン八熊 703　マリアーナ訪問看護ステーション／名古屋大学大学院医学系研究科総合保健学専攻
*2 Noriatsu TATEMATSU, 名古屋大学大学院医学系研究科総合保健学専攻予防・リハビリテーション科学, 助教
*3 Hideshi SUGIURA, 同バイオメディカルイメージング情報科学, 教授

要望を十分把握したうえで，その時期におけるできる限り可能な最高の Activities of Daily Living（以下，ADL）を実現すること」とされている[2]．

また，緩和ケアにおけるリハビリテーションの有効性については，終末期およびホスピスにおけるリハビリテーション介入は，患者の自立性の向上や不安およびうつ症状の軽減，症状緩和に有用であると報告されている[3]．

終末期がん患者の在宅リハビリテーションに対するニーズについて

先行研究において，多くのがん患者が潜在的にリハビリテーションのニーズを持っており[3]，終末期がん患者であっても，「歩きたい」「トイレに行きたい」など強い希望を持っていることが報告されている[4]．また，歩行機能の維持は終末期がん患者の自尊心と quality of life（以下，QOL）に密接に関連する最大のニーズであるとも報告されている[5]．また，実際の訪問リハビリテーションにおいても「最期まで歩きたい」，「最期までトイレで排泄したい」というニーズが最も多く，当事業所で訪問リハビリテーションを導入した終末期がん患者の 7～8 割にこのようなニーズが聴取された．このように，終末期がん患者に対する在宅リハビリテーションでは，人間の尊厳に関わる歩行や移乗などの ADL を可能な限り支援していくことが重要だと考えられる．

ADL の重要性について

ADL とは「ひとりの人間が独立し生活するために行う基本的な，しかも各人ともに共通に毎日繰り返される一連の身体動作群」と定義されており[6]，この身体動作群とは，食事や排泄，移乗，歩行などの目的を持った動作群のことを指す．がん患者において，ADL を行うことは，自立した生活，幸福感，健康関連 QOL を維持するために必要である[7]．また，緩和ケアにおける全人的苦痛の概念において，身体的苦痛の中に，日常生活動作の支障が含まれており，日常生活動作の低下

は，人間として耐え難い苦痛の 1 つであると考えられている．

がん患者の死亡までの ADL の経過について

死亡 3 か月前より移乗や歩行などの ADL の低下が徐々に見られ[8]，死亡 1 か月前より移乗や歩行などの座位や立位を伴う ADL の低下が見られるようになる[9]．さらに，死亡 2 週間前より自力でトイレに行くことへの障害が強くなり[10]，死亡 1 週間前より患者の 37％がベッドからの起き上がりが困難となる[11]．当事業所では，生命予後 1，2 か月の終末期がん患者への介入が多く，移乗や歩行などの ADL が低下する時期より，訪問リハビリテーションを開始することが多い．

在宅終末期がん患者における訪問リハビリテーションの研究について

本邦において，がん患者における在宅リハビリテーションに関する研究は乏しく，実態は明らかとなっていない．そのため，我々は在宅終末期がん患者の訪問リハビリテーション開始から 4 週後までの身体的 QOL の変化とその特徴に関する探索的研究を行った[12]．

本研究の結果，身体的 QOL の指標である physical functioning（以下，PF）スコアは，訪問リハビリテーション開始時と比較して，4 週後の時点で有意な改善が認められた（**図 1**）．また，ADL の変化とその特徴については，PF スコアが維持・改善した群では，リハビリテーション開始時と比較して 4 週後で，している ADL の指標である functional independence measure 運動項目（以下，motor FIM）スコアの有意な改善が認められた（**図 2**）．さらに，訪問リハビリテーション開始から 4 週後までの motor FIM の変化量については，PF スコアの維持・改善群，悪化群ともに，motor FIM の歩行およびトイレ移乗項目の変化量が大きい傾向が見られた．

以上の結果より，在宅終末期がん患者において，身体的 QOL を保つための一要因として ADL

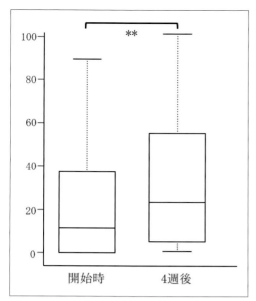

図 1. リハビリテーション開始時と 4 週後
での PF スコアの比較（n＝35）
箱ひげ図は，上より最大値，第 3 四分位数（75％
点），中央値（50％点），第 1 四分位数（25％点），
最小値を表す．Wilcoxon の符号順位検定
＊：p＜0.05　＊＊：p＜0.01

（文献 12 より引用）

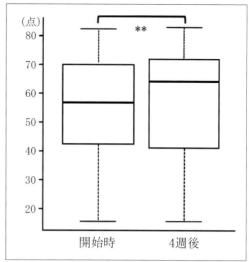

図 2. PF スコア維持・改善群（左図）と悪化
群（右図）での motor FIM スコアの比較
Wilcoxon の符号順位検定
＊：p＜0.05　＊＊：p＜0.01

（文献 12 より引用）

の維持・改善が寄与している可能性が示唆され，
その中でも，歩行やトイレ移乗が QOL を保つた
めの重要な要素ではないかと考えられた．

在宅終末期がん患者に対する
訪問リハビリテーションの実際

終末期がん患者に対する訪問リハビリテーショ
ンの概要として，当事業所では週 1，2 回，40〜60
分で訪問リハビリテーションを提供している．リ
ハビリテーション内容としては，歩行や移乗など
の ADL 支援に重点を置きつつ，患者の身体機能
や全身状態に合わせてリハビリテーション内容の
設定を行っている．

また，終末期がん患者の訪問リハビリテーショ
ンにおいて，初回訪問がとても重要となる．その
際，筆者が特に心掛けていることはチューニング
である．これは，相手の声の大きさ，話すスピー
ド，表情などを相手のエネルギーレベルに合わせ
ることを言う．相手の波長に合わせて傾聴するこ
とで，患者の潜在的なニーズを聴取することがで
きると考えられる．

次に体温，血圧，酸素飽和度などの測定や痛
み・倦怠感などの症状の評価を行う．さらに，実
際の ADL 状況や身体機能（関節可動域や筋機能な
ど）を患者に負担のない範囲で評価を行う．また，
ADL に関しては，実際に動いてもらい，動作を確
認することも福祉用具の選定や動作指導において
重要である．

次に聴取した症状や身体機能に合わせて身体の
コンディショニングを行う．身体のコンディショ
ニングとして，主にマッサージやストレッチン
グ，関節可動域練習を状態に合わせて実施してい
る．コンディショニングの目的は，身体症状や筋
肉の柔軟性を改善させ，日常生活における動きに
反映させることである．実際の終末期がん患者で
は，全般的に下腿三頭筋の柔軟性が低下している
ことを多く経験する．そのような患者では下肢の
怠さや脱力感，浮腫などの訴えが多い印象がある．

したがって，コンディショニングは，身体を動
かす前の準備段階において効果的であり，身体を
動かしやすい状態にした上で，ADL 能力の維持・
向上を目的としたリハビリテーションを実施して

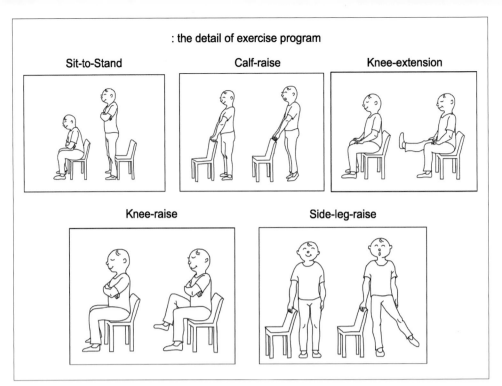

図 3. 軽負荷レジスタンストレーニングについて

（文献 13 より引用）

いく．内容として，軽負荷レジスタンストレーニングや基本動作練習（起居，起立，移乗，歩行など），日常生活動作練習（実際のトイレでの移乗など），運動指導（リハビリテーション以外の時間での軽い運動），動作指導（痛みや消耗の少ない動作など），環境調整（居室からトイレまでの導線を短くして身体的な負担を軽減させるなど）などを患者の状態を考慮しながら実施する．レジスタンストレーニングにおいては，軽負荷であっても進行がん患者の身体機能や活動量の維持に有用である可能性が示唆されており[13]，筆者も先行研究で提示している運動を実際の訪問リハビリテーションにおいて実施し，自主トレーニング指導でも用いている（図3）．トレーニングの回数は1セット10〜20回で後に疲れが残らない程度の負荷で行っている．自主トレーニングを指導する際は1日10〜20回を1〜3セットで行っている．基本動作練習や日常生活動作練習はリハビリテーション中の動きを観察し，実際に患者が気になっている動作やセラピストが観察して不安定な動作を練習

し，同時に指導も行う．環境調整は患者の状態に合わせて福祉用具の提案を行うが，まずは居室からトイレまでの導線が安全かつ楽に移動できているかを念頭に置いて評価・確認を行っている．

また，訪問リハビリテーション開始時は患者や家族は不安が強いため，リハビリテーションを行う意義を患者や家族に知ってもらうこと，どの筋肉が筋力低下や柔軟性低下を起こすと日常生活の動きに影響が出るのか，なぜこのようなリハビリテーションを行っているのかなど，こまめに説明を行い患者と家族の不安を解消しながらリハビリテーションを進めていくことが重要である．他にも，「安静にしている方がよいのでは」と聴かれることもあるが，動かない方が体力や筋力が落ちてしまうことがあるので，無理のない範囲でできることは自分で行っていただくということも説明している．初回訪問では，ある程度時間をかけて患者の状態を聴取することも患者や家族との信頼関係を築くうえで大切なことである．

事例紹介

70代女性．胃がん，腹膜転移

【現病歴】

胃痛・悪心・嘔吐にて受診し，進行性胃がんの診断．その後も悪心・嘔吐が持続し，腹膜播種，多発性腸管狭窄が見つかり，少しでも食べたい希望があるため腹腔鏡下胃空腸吻合術を施行．その後，緩和ケア病棟へ転入．腹部痛あるため小型 patient controlled analgesia（以下，PCA）ポンプにて疼痛管理．CT にて癌性腹膜炎，多発性腸管狭窄の増悪あり．本人，家族とも退院希望が強く，自宅退院となる．自宅退院後は携帯型精密輸液ポンプにて疼痛管理を行っていた．自宅退院時の生命予後は約1か月であった．

【在宅環境】

息子夫婦と同居．キーパーソンは同居の息子，日中は息子夫婦が不在のため近隣に住む娘が様子を見に来られる．入院前より自宅内に手すりや福祉用具は設置されていた．

【訪問リハビリテーション開始時】

訪問リハビリテーション開始時，腹部痛，全身倦怠感，両下肢脱力感を訴えられた．身体所見として，両下腿から足部の浮腫，両足関節背屈可動域制限があり，両ハムストリングス，下腿三頭筋の柔軟性低下，筋の圧痛・伸張痛が見られた．また，下肢筋力低下があり，特に股関節伸展筋，膝関節伸展筋，足関節底屈筋の粗大運動は MMT 2～3レベルであった．ADL は，起立や歩行，トイレ動作は軽介助から見守りレベルであったが，起立・歩行時の膝不安定感や膝折れが見られた．立位や歩行姿勢は下肢体幹軽度屈曲位で，すり足気味で歩かれていた．時折，段差やカーペットに躓きそうになり，転倒リスクも高かった．

【希望】

本人より自宅内の移動が少しでも長く自分でできるようにしたいとの希望があった．家族も同様の希望であった．したがって，身の回りの動作や自宅内移動を可能な限り維持することを目的に訪問リハビリテーションを開始した．訪問リハビリテーションの頻度としては週2回，1回あたり40分で実施した．

【リハビリテーション内容】

リハビリテーションの内容として，① 下肢のマッサージとストレッチ，② 股・膝・足関節可動域練習，③ 軽負荷での下肢レジスタンストレーニング（座位での膝伸展運動，踵上げ運動，立ち上がり運動など），④ 基本動作・ADL練習（トイレまでの歩行など），⑤ 家族への浮腫マッサージ指導と自主トレ指導を中心に実施した．また，退院後1週間は自宅環境に慣れていない時期であり，転倒の危険性が高くなるため，転倒が発生した場合を想定し，早期より床からの立ち上がり練習および指導を行った．リハビリテーションを実施する上でのリスク管理として，リハビリテーション中の腹部痛の増強や後に疲労が残らない運動負荷に留意すること，リハビリテーション中の転倒に細心の注意を払い実施した．

【経　過】

訪問リハビリテーション開始より，1か月半ほどは更衣やトイレなど身の回りのことや自宅内移動は独歩や伝い歩きで概ね自己にて行うことができ，家族と自宅の庭で簡単なガーデニングや草むしりを行うことができる状態まで ADL は改善した．他にも，娘と車椅子で近くの公園まで桜を見に行かれたり，残された時間を家族とともに大切に過ごされていた．しかし，亡くなられる2週間前より全身状態が悪化し，嘔気，腹部痛，倦怠感が増悪，ADL の急激な低下が見られた．亡くなられる数日前まで，家族の介助にてトイレまで歩行し，排泄を行っていた．そして，家族に見守られながら逝去された．

【まとめ】

在宅での訪問リハビリテーションでは，身体の動きやすいコンディションを保つこと，日常生活を支援し，いかにして動いてもらうかを考えていく必要がある．セラピストは，マッサージやストレッチ，レジスタンストレーニング，基本動作練

習，ADL 練習などを駆使して，終末期がん患者の在宅生活をサポートしていくことが重要である．

　生前，本症例は「訪問リハビリテーションが入ったことで身体が軽くなり，動かなきゃいけないという気持ちになる」と仰っていた．やはり，セラピストが介入することで，自宅生活での動機付けとなり，亡くなる直前までトイレまで歩き，排泄できたことで QOL を大きく低下させることなく在宅生活を送ることができたのではないかと考えている．その後，グリーフケアで自宅に伺った際も家族から「自宅に帰ってからのリハビリテーションがいかに重要か，母の介護を通して改めて実感した」と，とても励みになる言葉をいただいたことが印象的であった．

結　論

　在宅終末期がん患者において，ADL を支援することは患者や家族の QOL を保つための重要な要素である．訪問リハビリテーションにおいて，セラピストが終末期がん患者と家族の在宅生活をサポートすることで，患者や家族の QOL を可能な限り低下させないための終末期在宅医療の 1 つの手段として有用である可能性があり，今後も重要な役割を担っていけると考えられる．

謝　辞
　執筆にあたり，関わらせていただいた患者様やそのご家族には人生の大切なお時間に関わらせていただいたことを深く感謝申し上げます．

文　献

1) 厚生労働省：「がん対策推進基本計画」の変更について．2018.
〔https://www.mhlw.go.jp/stf/houdou/0000181704.html〕(2022 年 9 月 16 日 閲覧)
2) 辻　哲也：緩和ケア主体の時期のがんリハビリテーション診療. *Jpn Rehabil Med*, **57**：828-835, 2020.
3) Smith SR, et al：The intersection of oncology prognosis and cancer rehabilitation. *Curr Phys Med Rehabil Rep*, **5**：46-54, 2017.
4) Okamura H：Importance of rehabilitation in cancer treatment and palliative medicine. *Jpn J Clin Oncol*, **41**：733-738, 2011.
5) Lee CH, et al：Rehabilitation of advanced cancer patients in palliative care unit. *Ann Rehabil Med*, **42**：166-174, 2018.
6) 日本リハビリテーション医学会評価基準委員会：ADL 評価について. リハ医学, **13**：315, 1976.
7) Neo J, et al：Disability in activities of daily living among adults with cancer. A systematic review and meta-analysis. *Cancer Treat Rev*, **61**：94-106, 2017.
Summary　がん患者の ADL 関連障害の有病率（全体および環境別）と，最もよく影響を受ける ADL を調査している．
8) Chen JH, et al：Terminal trajectories of functional decline in the long-term care setting. *J Gerontol A Biol Sci Med Sci*, **62**：531-536, 2007.
9) Teno JM, et al：Dying trajectory in the last year of life：Does cancer trajectory fit other diseases?. *J Palliat Med*, **4**：457-464, 2001.
Summary　がんで死亡する人と，がん以外の疾患で死亡する人の機能低下のパターンの違いを調査している．
10) 松岡洋人ほか：末期がん患者の臨床経過. 外科治療, **96**：885-890, 2007.
11) Seow H, et al：Trajectory of performance status and symptom scores for patients with cancer during the last six months of life. *J Clin Oncol*, **29**：1151-1158, 2011.
12) 尾関伸哉ほか：在宅緩和ケアにおいて訪問リハビリテーションを施行したがん患者の身体的 QOL および ADL の変化とその特徴について. *Palliat Care Res*, **16**：271-279, 2021.
Summary　在宅終末期がん患者においては，しているADLを維持していくことが身体的QOLの維持・改善につながる可能性が示唆された．
13) Miura S, et al：A randomized phase Ⅱ study of nutritional and exercise treatment for elderly patients with advanced non-small cell lung or pancreatic cancer：the NEXTAC-TWO study protocol. *BMC Cancer*, **19**：528-538, 2019.

Monthly Book
MEDICAL REHABILITATION

好評
No. **276**
2022年7月
増刊号

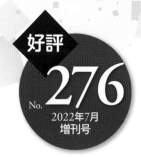

回復期
リハビリテーション病棟における
疾患・障害管理のコツQ&A
―困ること，対処法―

編集企画　西広島リハビリテーション病院院長　**岡本隆嗣**

B5 判　228 頁　定価 5,500 円（本体価格 5,000 円＋税）

学ぶべきこと、対応すべきことが多岐にわたる回復期リハビリテーション
病棟で遭遇する様々な疾患・障害の管理や対応方法を 1 冊にまとめました！
回復期リハビリテーション病棟での現場において、今後のための入門書と
して、今までの復習として、ぜひお役立てください！

目次 ◆◆◆◆

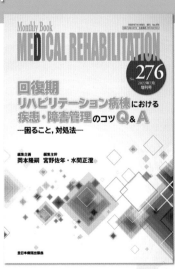

24 の疾患・障害に関する 40 項目の
ギモンにお答えしています！

全日本病院出版会
〒113-0033 東京都文京区本郷 3-16-4　Tel:03-5689-5989
www.zenniti.com　Fax:03-5689-8030

MB Med Reha **No.284**：**46-54**, 2023

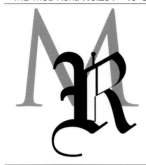

特集／最期まで家で過ごしたい
―在宅終末期がん治療・ケアにおいてリハビリテーション医療ができること―

リハビリテーション専門職が コーディネートするサ高住での暮らし
―終末期がん患者のその人らしい暮らしを継続するために―

杉浦将太*

Abstract　2030年には看取り難民が47万人にも上ると推計されている日本．病院死が約7割を占めており，依然として自宅死や施設死が選択肢として確立できていない状況にある．近年では施設死の割合が増加しており，今後より一層施設での看取りが求められている．

そのなかで，理学療法士の筆者が施設長を務める，サ高住での終末期がん患者の暮らしを紹介する．これまで生きてきた人生という物語を紐解き，その人が大切にしてきた価値観を大切にし続けることで，最期までその人らしい暮らしを継続することができると考える．そのためには，支援に関わる各専門職がACPを意識した関わりが必要であり，その「ピース」を多職種で共有しながら日々の支援につなげていく必要がある．そうした「ピース」を集めやすく，本人や家族のニーズにも応えやすいサ高住という形式だからこそ，1人1人に寄り添ったケアをコーディネートすることができる．その「コーディネーター」こそ，リハビリテーション専門職の1つの役割であることを示唆した．

Key words　がんのリハビリテーション(cancer rehabilitation)，終末期ケア(end of life care)，アドバンス・ケア・プランニング(advance care planning)，サービス付き高齢者向け住宅(elderly housing with care services)，コーディネート(coordinate)

はじめに

「人生の最期をどこで迎えたいか？」皆さんにも一度この問いに対するご自身の意見を考えてもらいたい．完治が見込めない病気になった場合，最期を迎えたいと考えている場所は，51.0％が「自宅」であり，次いで，「病院・介護療養型医療施設」が31.4％となっている(**図1**)[1]．しかし，実態としてはその希望とは裏腹に，日本では75.8％が「病院」で亡くなり，5割以上が希望した自宅死は13.0％にとどまっている(**図2**)[2]．

その一方で，在宅医療の先進国であるオランダに注目すると「病院」，「自宅」，「施設」の割合が均衡しており(**図2**)[2]，それぞれが療養先として選択肢になっている印象を受ける．日本はというと，2005〜2016年までの約10年間で，施設死の割合のみ増加しているが病院死が中心であることに変わりはない(**図3**)[2]．つまり，日本では，様々な選択肢から自身の置かれた状況や希望を総合的に捉えて，最期の場所を選べていない可能性が高いことが窺える．ましてや，2030年には死に場所のない「看取り難民」が47万人に上り，死に場所すらない可能性が推計されており[3]，今後より一層施設での看取りの需要は高まっていくことが予想される．そこで，本稿では私が施設長を務めるサービス付き高齢者向け住宅まごころの杜(以下，まごころの杜)での終末期がん患者の実例を交え，リハビリテーション専門職(以下，リハ職)の役割を

* Shota SUGIURA，〒456-0077 愛知県名古屋市熱田区幡野町17-10　医療法人陽明会まごころの杜，施設長

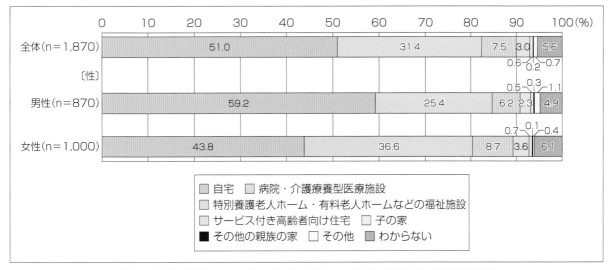

図 1. 完治が見込めない病気の場合に迎えたい最期の場所（択一回答）（性別）
（文献 1 より改変して引用）

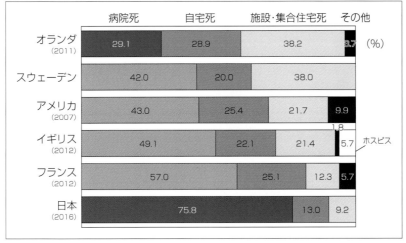

図 2. 在宅医療先進国オランダと比較した死亡場所の割合
（文献 2 より改変して引用）

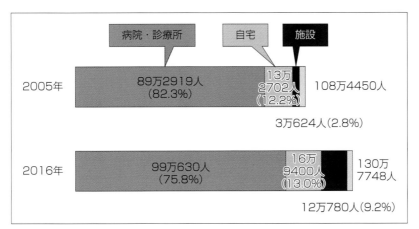

図 3. 日本における約 10 年間の死亡場所の推移
（文献 2 より改変して引用）

考察していく.

介護保険施設と住宅型の違い

　施設と一括りに言っても様々な事業形態があるが，介護老人保健施設や特別養護老人ホームといった介護保険施設と，一部の有料老人ホームやサービス付き高齢者向け住宅(サ高住)といった住宅型の特徴を比較してみたい．介護保険施設においては，基本的に施設側が主体となり，利用者の個別ニーズに対応しにくいことが特徴として挙げられる．具体的には，利用者の入浴日や入浴回数，排泄介助などの時間は，施設の運営に委ねられており，使用する車椅子や車椅子クッション，マットレスなどの物品も利用者の体格や身体機能に合わせて選ぶことは難しい．そのため，施設内にある福祉用具を利用者に活用することが多い．

　一方で，住宅型では入居者が主体であり，個別ニーズに応じたケアプランを作成する．ニーズの実現可能性はその住宅の環境に依存することになるが，具体的には，「毎日入浴がしたい」，「リハビリテーションを重点的に頑張りたい」，「医療的なケアがたくさん必要」などといった様々なニーズに対応することが可能である．また，個々の体格や身体機能に合わせた福祉用具を選定することもできる．1つ1つのサービスに対して諸費用がかかってしまうのがデメリットではあるが，経済的な課題にも考慮しつつ，自宅と同様に個々のニーズに合わせたケアプランをコーディネートできる点が住宅型の特徴である．

まごころの杜の特徴

　当住宅では，入居者と賃貸借契約を結び，40室ある個室の1室に住んでもらう．施設長の役割は，入居相談を受けた段階で，本人・家族のニーズを聴き取り，ケアマネジャーと連携しながら自宅と同様の訪問介護や訪問看護，訪問診療，訪問栄養，訪問歯科などのサービスのほか，施設独自のサービスをコーディネートして提案することである．自宅での生活程の自由度には到底及ばないが，本人や家族の希望を尊重し，少しでも自宅での生活に近づけることができるように，飲酒や外出の支援，家族の宿泊なども可能である．また，訪問看護や訪問診療は24時間対応できるように連携し，頻回の吸引や様々な医療処置，急な状態変化にも対応可能な体制を構築している．他にも，月に一度，嚥下専門医による嚥下内視鏡検査(VE)を使用した嚥下機能の評価を実施するなど，各専門職による客観的な評価も踏まえながら，本人や家族の希望に最期まで応えられるようなコーディネートに努めている．

終末期がん患者とサ高住

　これまで当住宅では，がん患者の受け入れを数多く経験してきた．がん患者の特徴として，比較的最期まで身体機能が保たれ，短い期間で動けなくなる可能性が高いとされている(図4)[4]．その影響で，がん末期と診断をされていても「要介護認定がされていない」，「身体は動けるため軽度と認定されやすい」といった可能性がある．そのため，病状の経過とともに介護サービスが必要になり再度申請を行ったとしても，病状の進行に追いつけず適切な要介護認定が間に合わなくなってしまう症例を多く経験する．

　だからこそ，終末期がん患者の支援には，医療対応の可能な住宅型が1つの有効な選択肢であると私は考える．なぜなら，入居のための条件に制限はなく，個別ニーズに対応しながらその人らしい暮らしを支援することはもちろん，急な状態変化や看取りにも対応できるからである．さらには，日々必須となる支援は施設にアウトソーシングできるため，家族にしかできない本人と関わる時間を提供できることも魅力の1つである．本人にとっては将来のためとはいえ，住む場所を変えるということは障壁を感じる症例が多いことも事実である．しかし，我々はそのようなジレンマの中で「死に場所」としての施設ではなく，その人らしい暮らしを継続し，より良く生きた結果，縁あって最期の時を一緒に過ごさせてもらう場所で

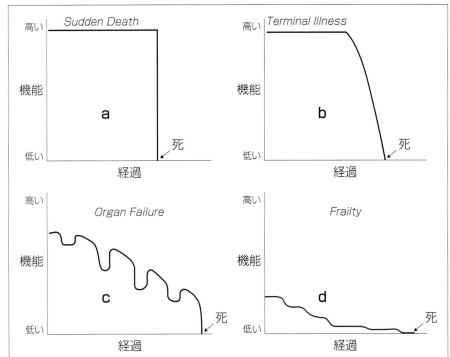

図 4.
人生の最期に至る軌跡
　a：急性期医療などにおける急性型
　b：がんなどの亜急性型
　c：高齢者などの慢性型（呼吸不全など）
　d：高齢者などの慢性型（フレイル, 認知症など）
(Lunney JR, et al：J Am Geriatr Soc, 50(6)：1108-1112, 2002. より作成)

あることが大切だと考える.

その人らしい暮らしを継続するための支援

　その人らしさとは,「内在化された個人の根幹となる性質で, 他とは違う個人の独自性をもち, 終始一貫している個人本来の姿, 他者が認識する人物像で, 人間としての尊厳が守られた状態」とされている[4]. その人らしい暮らしを支援するには, その人がこれまで生きてきた人生という物語を紐解く必要がある. 例え不治の病になったとしても, その人が大切にしてきた価値観を私たちも大切にして関わることができれば, どんな状況になってもその人らしい暮らしを継続することができると考えている.

　そのような考えから, 当住宅では advance care planning（以下, ACP）を大切にしている. ACP とは「将来の変化に備え, 将来の医療及びケアについて, 患者さんを主体に, そのご家族や近しい人, 医療・ケアチームが, 繰り返し話し合いを行い, 患者さんの意思決定を支援するプロセス」である[5]. ACP が普及する以前は, 自分自身に行われる医療行為に対して, 元気なうちに前もって意向を示しておく advance directive（AD）が主流で

あった. しかし, 実態としては臨床現場で起こる複雑な状況に対し, 前もって意向を示すことが困難であることが多く, 終末期患者の 50％が心肺蘇生や人工呼吸器の使用など望まない治療を受けていたとの報告もある[6].

　ACP では繰り返し話し合いを行い, 本人の意思決定の背景となる価値観を共有することで, 様々な状況に対しても柔軟に対応することが期待されている. また, 本人の大切にしている価値観を知ることで, より良く生きるためのケアに活用できる要素が多い.「繰り返し話し合いを行う」とされているが, 改まった話し合いの場だけではなく, むしろ入浴後にゆっくりする時間や一緒に車椅子で外に出かけた時, リハビリテーションで難しい課題を目の当たりにした時などの何気ない日常的な対話の中で得られた言動にこそ, 重要なヒントが隠されていることが多い. つまり, 日常生活にこそ ACP はあるとされており,「患者・利用者さんとの何気ない会話の中にちりばめられた, その人の人生の物語の中にある価値観, 大切にしていること, 譲れないこと, 気がかり, 目標, 選好などの想いのかけら（ピース）を丁寧に拾い上げ, それらをパズルのようにつなぎ合わせる. それらを

＿＿＿＿＿＿＿＿＿様　まごころシート

まごころの杜では一人一人に寄り添ったケアを提供するために、これまでどのようなことを大切にして
人生を過ごしてこられたのかをお聞きしております。少しでもご入居者様の事を知り支援に活用したいので、
記入いただける範囲でご協力いただけますと幸いです。　　　　　　まごころの杜 スタッフ一同

出身地や 長く過ごした場所	
仕事や仕事内容	
性格	
仲良くしていた 友人・知人とその思い出	
好きなことや趣味、 日課にしていたこと ・毎朝ウォーキングしていた ・オシャレが好き ・仕事を一生懸命されていた	

好きな食べ物		苦手な食べ物	
好きな芸能人や TV番組		会いたい人・ 会わせたい人	

思い出の場所	
ご本人が 望んでいそうなこと ・入院中に叶えられなかったこと	
ご本人が やり残していそうなこと ・家を片付けたい ・お孫さんの結婚式に参列したい	

図 5.

家族構成 （ご本人の親兄弟や ペット等含む）	
家族の中での役割 ・家事をしてくれていた	
地域や社会での役割 ・PTA会長だった	
ご家族から見た ご本人のイメージ	
家族との思い出や 印象的な出来事	
まごころの杜での 希望の過ごし方 ・自由に暮らしてほしい ・ケガなく安全に過ごしてほしい	
ご家族が やり残していること ・○○に連れて行きたい ・○○に会わせてあげたい	
自由記載欄	
まごころシートの作成に 関わってくださった方	

ご協力いただきありがとうございました。まごころの杜での時間が少しでも彩りのある時間となりますよう
努めて参りますので、今後ともよろしくお願いいたします。　　　　　まごころの杜　スタッフ一同

図 5. つづき

多職種で共有し合い，支援していく姿勢がACPには必要」とされている[7].

上記を踏まえ，当住宅では，介護士や看護師，リハ職，医師，管理栄養士といった様々な職種がそれぞれの専門的視点からACPを意識した関わりを行うことで「ピース」を集めやすい環境にある．また，各専門職が拾い集めた「ピース」をICTソフトや週1回の多職種カンファレンスで共有することの他に，家族の視点も大切にできるよう独自に作成した「まごころシート」(**図5**)を家族に記入してもらうことで，本人のこれまでの物語を紐解き，その人らしい暮らしの支援につなげている．

症例紹介

1．入居者紹介

A氏．80歳代，男性．長男夫婦，孫2人との5人暮らし

2．診断名

肺腺癌(stage Ⅳ)，転移性骨腫瘍

3．経　過

胸部痛を主訴にB病院で精査をした結果，肺腺癌(stage Ⅳ)と診断され，予後半年～1年と宣告を受けて入院となった．その後，転移性骨腫瘍による痛みがありながらも activity of daily living (以下，ADL)は自立しており，息子夫婦と孫2人が住む自宅に退院した．しかし，退院後2週間程経過した後，てんかん重責が出現し再入院となった．入院加療を続けるなかで，次第に認知機能やADLが低下し，肺腺癌に対する積極的な治療は困難であることから best supportive care(BSC)の方針となった．入院中の食事は全粥・刻みトロミ1/4量＋栄養補助食品を介助にて摂取していたが，食欲不振から必要エネルギーに満たず body mass index(BMI)は14kg/m²程度となった．ADLは軽介助レベルであったが，退院直前に洞不全症候群に伴う失神を繰り返し，ADL全般に介助を要するようになった．疼痛コントロールはフェントス®テープ 0.5mg/日にてコントロール良好であったが，息子夫婦が共働きであり，自宅での療養生活が困難であるため，当住宅に入居となった．

4．当住宅における終末期がん患者に対する支援の実際

入居時，家族からは「やりたいことを1つでも多くさせてあげたい」との希望があった．

食事に関しては，最低限の摂取カロリーは管理栄養士が，リハ職は安全な摂食姿勢や介助方法，食事形態をアセスメントして，A氏の嗜好品を好きなだけ食べられるよう支援した．また，誤嚥が生じた時の対応として，看護師が必要な処置を早期に施せるようにコーディネートした．食事の内容としては，施設で一般的に提供する食事ではなく，家族の差し入れや買い物支援などでA氏の嗜好品を安全に食べられるように多職種間で試行錯誤しながら提供した．具体的には，本人から希望のあった蕎麦や，毎朝通った喫茶店で注文していたコーヒーとフレンチトーストを再現したり，好きだった赤福や赤ワインなどを楽しんでもらった．必要なエネルギーを摂取することも，嗜好品を食べることも「食事」の1つの要素ではあるが，たくさんの友人や地域の子どもたちに愛されるA氏の人柄を表すように，A氏にとっての「食事」は「大切な人と一緒に過ごす時間」という意味合いも大きかった．そのため，息子夫婦と孫との会食の機会を作ると，いつも以上に会話が弾んで喜びの表情を浮かべていた(**図6**).

床上生活では，体調が優れずベッド上で過ごす時間が長かったが，そのなかでも本人らしい暮らしを送ってもらえるように，A氏の好きなDVD鑑賞や日課であったスポーツ新聞の購読，友人との電話など，自宅での暮らしにより近くなるように支援した．

排泄では，A氏から「トイレで排泄したい」との強い希望があった．入居時は下肢筋力が低下しており，立位が困難な状況であったためオムツを使用していたが，リハ職の介入により下肢筋力の向上や手すりの設置などの環境調整により，トイレでの排泄が可能になった．排泄は基本的な欲求で

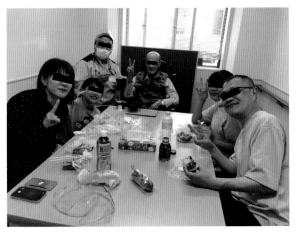

図 6.

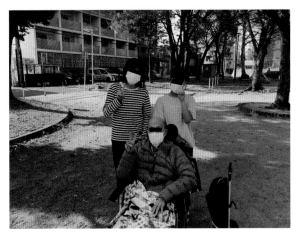

図 7.

はあるが，こうした支援を繰り返すことによって信頼関係を築き，よりその人らしい支援につなげるためにも重要な支援であったと推察する．

　A氏との関わりの中で一番印象的だったのは，自宅近くの公園に外出に行った時であった（**図7**）．入居当初からA氏から希望があり，リクライニング車椅子上でのポジショニングや車椅子座位時間をアセスメントし，全身状態の異常に備えて在宅酸素を使用しながら看護師が同行した．その公園は孫や地域の子どもたちと一緒に時間を過ごした大切な場所であった．家族も駆けつけてくれたがそこでは何かを望むわけではなく，ただ「日向ぼっこがしたい」とその時間を噛みしめていた．他の人からして見ればもしかすると何もないただの公園かもしれないが，本人にとっては思い出深い意味のある公園であると同時に，それまで大切にしてきた「他者との関わり」という価値観を思い出させる場所なのかもしれないと私は考えた．その笑顔を見て改めて，例えその公園に行けなくなったとしても，様々な側面で本人が垣間見せてきた「他者との関わり」という価値観を大切にできるような支援を継続することが重要であると考えた．そうした本人の価値観を大切にした支援を継続することで，本人の心境にも変化が生まれた．入居当初は「ここが最期の場所だよね．家に帰りたい．」といった発言も聞かれ，家族も戸惑っていたが，「ここに来たら最後だと思って初めは嫌だったけど，来て良かった．家族は家族で自分の生活があるし，別で生活することで負担をかけず

に良かったと思う」と話をされるようになった．例え住まいが自宅でなかったとしても，本人の価値観を大切にした支援によって，その人らしい暮らしを継続することができると考える．

リハ職に求められる「コーディネーター」としての役割

　世界保健機関（world health organization；WHO）によるとリハビリテーションとは「全人間的復権」と訳され「能力低下の場合に機能的能力が可能な限り最高の水準に達するように個人を訓練あるいは再訓練するため，医学的・社会的・職業的手段を併せ，かつ調整して用いること」と定義されている[8]．私は現在，理学療法士として直接理学療法を提供することはほとんどないが，直接的な介入だけがリハビリテーションではないと考える．私は施設長として，入居者がその人らしい暮らしを継続できるように，理学療法士の観点からアセスメントを行い，多職種と連携・協働しながら課題を抽出し，仮説を立て，様々な介入方法をコーディネートし，入居者にとって有益性の高い最適解を模索している．個々によって介入方法は異なるものの，これも1つの臨床推論（クリニカルリーズニング）であり，リハビリテーションであると考える．ミクロな視点で身体機能やADLに焦点を当てた直接的な介入を行うことも重要であるが，そこだけに固執するのではなく，マクロな視点で多職種と連携・協働し，総合的にその人らしい暮らしをコーディネートすることも重要で

ある．そのような視点で支援ができるのは，臨床推論を繰り返し行っているリハ職が得意とする分野ではないだろうか．先行きが見えない VUCA な時代だからこそ，その人らしい暮らしを支援し続けるためには，目の前の人の最適解を探し続ける「コーディネーター」こそ，リハ職に求められる１つの役割なのかもしれない．

文　献

1) 内閣府（2019）：令和元年版高齢社会白書．
   〔https://www8.cao.go.jp/kourei/whitepaper/w-2019/html/zenbun/s1_3_1_4.html〕2022 年 9 月 7 日確認．
2) ダイヤモンド・オンライン：日本人の「死ぬ場所」が変化，施設死が急増している理由（グラフ作成者：ジャーナリスト浅川澄一）
   〔https://diamond.jp/articles/-/143614〕2022 年 9 月 7 日確認．
3) 国際長寿センター：超高齢社会で老いる─住まいと暮らしの視点から─．
   〔https://www.ilcjapan.org/chojuGIJ/pdf/20_01.pdf〕
4) 黒田寿美恵ほか：看護学分野における『その人らしさ』の概念分析─Rodger の概念分析法を用いて─．日看研会誌，**40**(2)：141-150，2017．
5) 日本医師会：終末期医療アドバンス・ケア・プランニング（ACP）から考える，2018．
   〔https://www.med.or.jp/dl-med/teireikaiken/20180307_31.pdf〕
6) The SUPPORT Principal Investigators：A controlled trial to improve care for seriously ill hospitalized patients. The study to understand prognoses and preferences for outcomes and risks of treatments（SUPPORT）. *JAMA*, **274**(20), 1591-1598, 1995.
7) アドバンス・ケア・プランニング（ACP）と人生会議(2019)：Advance Care Planning と人生会議．
   〔http://plaza.umin.ac.jp/~acp-piece/〕2022 年 9 月 7 日確認．
8) 世界保健機関(1981)：リハビリテーションの定義．
   〔https://www.who.int/news-room/fact-sheets/detail/rehabilitation〕2022 年 9 月 7 日確認．

MB Med Reha No.284：55-61, 2023

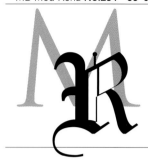

特集／最期まで家で過ごしたい
―在宅終末期がん治療・ケアにおいてリハビリテーション医療ができること―

在宅末期がん患者に対するリハビリテーション
―最近の動向と介入ポイント―

星野　暢*

Abstract　近年の在宅における終末期がん利用者の動向の特徴として，コロナ禍となって訪問看護ステーションの終末期がん利用者は週単位，日単位での介入が増加し，関わる期間も短期間化している．現在，在宅終末期がん利用者を取り巻く状況は，面会制限などの施設対応の困難さにより終末の家族と過ごす貴重な時間を自宅で過ごせるよう，医療機関や在宅ケアスタッフの努力が続いている．この中で在宅医療・介護職が直面している現状についてまとめる．また，終末期の緩和ケアを必要とするがん利用者と家族介護者の現状と療法士の関わりについて，療法士の役割，リハビリテーションの内容，身体的変化のある時期のリハビリテーションのプログラムの変更や円滑な緩和的リハビリテーションへの移行についてまとめる．また，療法士の聞き得る情報は家族介護者支援や生活支援，意思決定に繋がる事項としてチームとの協業に活かせるような関わりが大切である．

Key words　訪問看護(home visits)，訪問リハビリテーション(in home rehabilitation)，プログラムの変更(program changes)，介護者支援(family support)，語り(narrative)

はじめに

在宅で訪問リハビリテーションを提供するがん利用者の多くは終末期であり，進行期の方々も徐々に終末期に向かっていくことが多い．しかし，余命を告げられた後，自宅での療養と適切な運動で一時的に病状が改善する方も少なくない．居心地のよい空間にいる，生活スタイルやサービスを自分で選ぶ，食事が口に合う，体調に合わせた運動を続ける，ということが，その一時的な改善につながっていると思われる．体調が良い，または症状がコントロールされているということが終末の濃密な時期には非常に意義を持つものであり，利用者とご家族には大切な時間となる．近年は病状の進行によって身体的な苦痛が出てきた場合に，症状コントロールのために一時的に入院加療し，再度自宅での生活を続けることも多くなっ

た．また，advance care planning(ACP)の普及によって利用者・家族の選択の幅は広がり，「最期まで自宅で」という方，「ギリギリまで自宅にいて看取りは病院で」という方など，各々の最期を迎える場所の選択もなされるようになった．

しかしながら，コロナ禍でその状況にも変化が見られている．かかりつけ病院への入院にあたり，面会制限などのコロナ感染対策は在宅医療にも大きな影響をもたらし，緩和ケア病棟の選択や症状コントロールのための入院も減少した時期があった．この3年の間，入院が非常に不安だったという利用者の声や，面会できない不安やつらさを訴えるご家族のご意見も多く聞いてきた．さらに感染への不安，感染対策による行動の不自由さなどが終末のかけがえのない時間を過ごすことの制限につながっていたことも否めない．

訪問リハビリテーションの中では防護しながら

* Michiru HOSHINO，〒337-0051 埼玉県さいたま市見沼区東大宮5-18-10　東大宮訪問看護ステーション，作業療法士

表 1. 年度別ターミナル加算件数

	2019 年	2020 年	2021 年
	平成 31 年／令和元年	令和 2 年	令和 3 年
1 月	2	4	6
2 月	5	2	4
3 月	1	0	5
4 月	2	3	3
5 月	2	6	5
6 月	0	4	4
7 月	2	2	4
8 月	1	2	4
9 月	4	2	10
10 月	3	6	6
11 月	5	5	3
12 月	2	1	6
合計	29	37	60

表 2. 年度別死後処置件数

	2019 年	2020 年	2021 年
	平成 31 年／令和元年	令和 2 年	令和 3 年
1 月	2	3	5
2 月	4	1	2
3 月	2	0	4
4 月	3	5	0
5 月	2	5	7
6 月	1	5	3
7 月	2	2	3
8 月	1	2	4
9 月	4	2	8
10 月	2	7	6
11 月	4	5	3
12 月	4	3	7
合計	31	40	50

のリハビリテーション提供の困難さ，外出の機会や気分転換などへの介入にあたってリハビリテーションの展開を妨げる場面もあった．利用者の外出や同居していない家族との交流が困難になる中で，再度，利用者の求める生活の在り方を考え，いろいろと試行錯誤しながらの訪問サービス提供となった．私自身，終末期の生活におけるリハビリテーションとは何か考えさせられ，楽しみや生きがいをどのように発見していくか，がんの利用者と日々向かい合いながら多くの意識の変化があった．

本稿では，この時期の試行錯誤した経験も踏まえ，在宅終末期がん患者に対する作業療法士の視点と介入のポイントを検討していきたいと考える．

訪問看護における終末期がん患者の現状

コロナ禍になってがん利用者の自宅療養で特徴的になったことがある．近年，在宅終末期ケアの充実と地域包括ケアシステムの稼働，さらに看取りに積極的な訪問診療医が増えてきたことを背景に，ターミナル加算対象の利用者（主治医との連携の下に 24 時間体勢で死亡日，死亡日前 14 日以内で算定）が，少しずつ増加しているところであった．しかし，コロナ禍となって，当ステーションにおいては，急激に増大していることがわ

かる（**表 1**）．これらは受診による感染リスクを減らそうと，オンライン受診に切り替える，または訪問診療へ移行されるといった状況が増え，在宅で過ごす時間が増えたこと，さらに，自宅退院の早期化が要因と考える．入院加療する際に感染リスクや面会制限によるストレスを軽減するため，できるだけ早めに在宅へ，そして終末期の方はなんとか家族と過ごす時間を取れるよう，と在宅療養の方向へ繋いだ病院側の努力もあったように思う．

また，当ステーションのこの 3 年間の死後処置の総数を見てみると，コロナ禍になってからの死後処置の件数も増加している（**表 2**）．多くの医療機関の面会制限が始まり，医療施設の中ではご家族と最期の時間をともに過ごすということがなかなか厳しい状況になった．訪問診療による症状コントロールを希望，選択され，在宅がん医療総合診療を導入される利用者も増加した．これらによって結果的に頻回な医療職の訪問に支えられ，そのまま看取りまで頑張って下さった利用者・ご家族が増えたと言える．

さらに，この数年の推移として，退院となったがん利用者には経過が早い方も多く，訪問介入期間が短くなっている傾向にある．当ステーションにおける全がん利用者数と新規のがん利用者の年

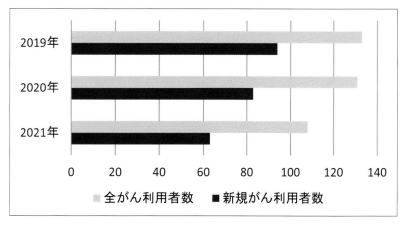

図 1.
新規がん利用者数の推移

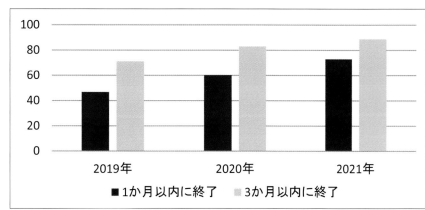

図 2.
新規がん利用者の訪問期間
の変化（％）

度別受け入れ人数である（**図 1**）．全がん利用者は
わずかに減少，新規受け入れは減少している．次
に，新規のがん利用者の訪問期間の変化を示す
（**図 2**）．ほとんどの末期がん利用者の転帰は死亡
となるが，新規受け入れの利用者の訪問期間が 1
か月以内の利用者は 2019 年には 5 割以下であった
が，2021 年には 7 割を超える人数になっている．
新規のがん利用者の受け入れ数の減少の要因とし
て，経過が早く身体症状が変化しやすい利用者が
多くなり，その分安定している方よりも訪問回数
も頻回になってしまうことによるマンパワーの限
界と考えられる．さらに，コロナ禍では少しの発
熱でも訪問を 1 日の最後の時間に変更し，PPE（個
人用防具）フル装備を必要とする状況も重なった
ため，訪問業務が煩雑となりスタッフが 1 日で回
ることができる訪問件数にも影響した．

　このような状況下で，がん利用者の訪問リハビ
リテーションにおいても介入期間の短い方が多く
なっており，中には 1，2 回の訪問で永眠されると

いった方もいる．このような変化の中で，どのよ
うなリハビリテーションを提供していくか，大き
く考えさせられる 3 年間となった．

最近のがん終末期療養者を取り巻く状況

　在宅でがん終末期を過ごすという選択ができる
ようになってきたことによって，がん終末期の
方々を支える職種も多くなり，ヘルパーや入浴
サービスなどを含め医療介護の様々な職種でチー
ムは作られている．しかし，コロナ禍となってい
くつかの課題も出てきている．

1．独居者対応

　がん利用者の中には独居者も少なくない．ヘル
パーなどの在宅サービスが充実していれば末期に
なっても痛みなどのコントロールをしながら自宅
で過ごすことができる．独居であっても動くこと
ができる間は自宅にいたいと希望される方は多
く，医師や看護師，親族と話し合いを重ね，動け
なくなってきた時，または体調に不安を感じるよ

うになった時に入院などの対応ができるよう準備しておくことで在宅生活をギリギリまで過ごすことが可能となってきた．筆者が訪問していた療養者の中には，「痛みが強くなってきて薬の増量が必要そう，眠くなっちゃうので1人では不安になってきた」とご自分で緩和ケア病棟に入る時期まで決め，スムーズに終末期から施設での看取りまで連携できるケースもあった．このような利用者の場合，生活動作による苦痛の増減や疲労感などの評価，生活状況の理解と工夫が重要であり，独居者の生活を具体的に支援していく際にリハビリテーションの眼は欠かせない．

しかしながら，コロナ禍では療養者が発熱するとヘルパーなどのサービスが安定的に介入できないといったケースも出てきた．訪問看護は防護服を着けてのケアということになり，十分な関わりが持ちにくくなった．独居の方は早めに緩和ケア病棟や医療対応の施設に行かれる方も増えている．

2．家族介護者

コロナ禍になって一番負担が大きくなったのは家族介護者である．次項（介護者支援）に記すが，若い世代が家を出ている核家族が多い現在，在宅がん療養者の介護者は夫または妻などが1人で担っていることが多々ある．2世代同居していても日中は介護者1人で看ている場合が多い．コロナ禍では別居の親族の来訪が少なくなって，手が足りない，休息できないといった介護者もおられた．コロナ禍第7波においては各サービス担当者にも感染が確認され，入浴サービスやヘルパーが介入困難という事例もあり，介護者には負担の多い状況は続いている．

3．かかりつけ医と入院

緩和ケアが必要な時期のがん利用者の診察はオンラインや電話での対応が増え，また，訪問診療へ主治医を変更する利用者も多くなった．現在ではがん終末期で余命週単位と言われる利用者は退院と同時にほとんどが訪問診療の介入が始まっている．

また，入院時の経過として，オンラインでの面会などがあっても画面越しではご本人の様子がよくわからないといったご家族もあり，さらに，どの程度動けるのか，体力の低下はないかなどがわかりにくいといった意見もあった．退院前の家族指導も家族によってはオムツ交換などのケアが習得できず，退院後に看護師とともにケアにあたるということも増えている．それに伴って，起居動作，トイレ動作なども退院時より早急に訪問リハビリテーション対応が必要な利用者も多い．

在宅終末期利用者に対する療法士の役割

1．がん療養者が在宅生活を継続するためには

がん終末期利用者は24時間体制で医師や看護師にフォローされ，緊急時にはオンコールで訪問があるという体制が確立されてきたため，緊急時の対応はできるようになってきている．しかしながら毎日のケアということに関しては様々な職種が入れ替わりで支えていくことになる．医療職として療法士は，毎回のバイタル測定や食事，排便などの体調観察に加えて，痛みや倦怠感，浮腫，呼吸の状態などの観察は必須である．時には療法士の訪問が安否確認としての役割や，定時の服薬確認として組まれることもある．看護師の訪問が毎日ではない利用者も多く，その曜日には療法士のみが訪問するといった場合，鎮痛薬の使用状況や残薬の確認，フェンタニル貼付剤などオピオイド鎮痛薬の貼り替えなどの役割も担っている．がん利用者の場合，日々の生活は医療的なケアとともにあり，服薬状況，栄養や排泄の様子への理解が非常に大切である．

さらに，進行していく状況に対してベッドやポータブルトイレ，車椅子など速やかな福祉機器の導入や生活スタイルの変化が必要となる場合も多い．身体の機能的変化とともに，体力や持久力も低下する時期には，外出の際に出現する歩行時の疲れや痛みの増強など，自宅内では気付きにくいため注意が必要である．動くことがつらくなってくる時期には，利用者の優先とする動作（食事や排泄など）をいかに安楽にできるかといった工

夫，様々な思いの傾聴，介護者の質的量的な支援も必要となる．

2．在宅のがん終末期療養者に対するリハビリテーションのポイント

在宅のがん終末期利用者の中でも余命が月単位の方は軽い運動が効果的で生活を見守る要素が強いが，余命が週単位，日単位での場合は大きくリハビリテーション内容を変更することもあり得る．本稿では特に週単位，日単位での終末期リハビリテーションとして多く関わる内容を以下に挙げる．

1）緩和的リハビリテーション

今しか自宅に帰るチャンスはないといった容体で退院してくる利用者の中にはすでに痛みや呼吸苦，その他のつらい症状がある場合がある．このような場合は症状の緩和が最優先事項である．痛みのコントロールは非常に重要で，リハビリテーションの30分程度前に鎮痛薬を服用してもらうことで動きやすさが増すことや，身体の痛みの出ていない箇所にアプローチすることでいくらかの心地良さが得られることや倦怠感の改善となることがある．疲労感や体動痛が大きい時にはポジショニングやマッサージのみで対応することもある．呼吸苦がある場合は会話することもつらい状況の方もおられるため，楽な体勢で胸郭モビライゼーションやストレッチを行う．時には寄りかかって座ったままで行う場合もある．身体が楽になると実感すると，自然に会話が増えたり，笑顔が出てきたりするため，無理に会話しようとしないという対応も大切である．

緩和的リハビリテーションは，在宅では特に，介護者やご家族の心理負担を軽減する場合がある．苦痛の表情やつらそうな状態の利用者を看ているご家族は非常に心理的負担が大きく，自宅で看ていくことができるのか不安を訴える場合もある．緩和的リハビリテーションによって症状が和らぐ，よく眠れるといったことがあるとご家族の安心感や介護する意欲も影響する．時にはご家族が上手に対応できるようになる．

2）運動負荷量，リハビリテーション内容の変更

定期的なリハビリテーションの介入で，動きの緩慢さやつらさが垣間見えてくると段階を追った安楽な生活動作への変更を提案することになるが，毎回行っているプログラムが同じものばかりであるとスムーズな変更ができない場合もある．毎回筋トレと立ち座り，歩行の練習だけやっていると，できなくなった際に対象者が「動けなくなってしまった…」「もう限界かもしれない」と感じやすいからである．このため，定期的な訪問の中でリハビリテーションの内容を変化させておくとスムーズである．今日はボールを使ってみよう，タオルを絞ってみよう，たまには寄りかからずに座ってテレビを観よう，といった内容を入れながら筋力や持久力をみる．利用者自身が在宅のリハビリテーションは運動ばかりではなく，生活を工夫して継続すること自体がリハビリテーションなんだと理解していくと，がんばることが少なくなり，負荷量を自然に減らすことができる．さらに，経過の中でマッサージなどの緩和的リハビリテーションも加えながら自然に内容を変更できれば最期まで利用者の主体的な参加を促すことができる．ある利用者は毎回最後に淹れたてのコーヒーを飲んで欲しいと言って，毎回ごちそうしてくださったが，筋力の低下によってお湯を注ぐポット（やかん）が持ち上げられなくなり，ボタンを押すだけで注ぐことができる電気ポットに替わり，ドリップがインスタントになっていった．そのような中でも美味しさを探求する姿勢がとても素晴らしく，ご家族と「今日は旨く淹れられた」，「今日は濃かった」，などと話をしながら，ぽつぽつと「力が入らなくなってきたねぇ」という言葉で進行を自覚されている様子が感じられた．コーヒーを淹れてもてなす，ということがその方の意欲や役割（できること，役に立つこと）といったものを支え，経過を振り返ることでご本人のご自分の状態の確認や受け入れに繋がっていくものと思われ，継続することが必要と感じる作業であった．

マッサージなどの緩和的リハビリテーションも加えながら自然に内容を変更できれば最期まで利用者の主体的な参加を促すことができる.

また, 余命が週単位, 日単位になると毎回のトイレへの移動や動作なども疲労や苦しさで精一杯となることもある. リハビリテーション中の運動で余力を使ってしまい, その後の動作に支障をきたす場合もあることをわかっておかなければならない. リハビリテーションでは無理をしないうちにその日のプログラムを終了すること, もしくは緩和的アプローチに変更することで生活のしにくさを軽減する時期が来ることを予測して, プログラムの変更を随時行っていく.

3) 介護者支援

在宅のリハビリテーションの中で家族介護者の支援は大きな役割の1つである. 介護方法の指導だけでなく, 必要なご家族にはお話を聴収する時間を設け, ご家族も睡眠がとれているか, 体調はどうかと声をかけることが大切である. 中には利用者ご本人よりもよほど不調が続いている, 腰や腕など身体的な痛みを押して介護している場合があるため, 老老介護だけでなく若い介護者についてもしっかりと介護力を評価していかなければならない.

この数年はコロナ禍で, 同居していない家族や知人の来訪が少なくなり, 単独で介護している家族には困難な状況が多くなった. 筆者が訪問している利用者ご家族は, 別居の娘さんの来訪が困難となって, 「呼ぶほどではないけど, 相談したいことがあって, 困っちゃって・・・」と漏らしていたこともある. この先のケアや, もしもの時の準備を家族に後押ししてもらいたい介護者は多い. また, 介護者の孤独感や介護疲れもある. 「寝ても覚めても介護だと, 時々何してるんだかわからなくなって・・・」とおっしゃるのを聞いて, 笑顔で元気なご家族でもストレスを抱えていると感じることもあった. リハビリテーションは会話しながら行うことができるため, 会話の中から推測できる介護者の負担感などを聞くこともリハビリテーション職の特徴と言える. 日ごろから看護師やケアマネジャーとこのような情報を共有できると支援展開も早く, ケアマネジャーの支援計画にも反映されやすい.

4) リハビリテーションの展開

終末期にやりたいことを実現できる期間はそう長くはない. 外出や旅行などは余命月単位で行うことが多いが, コロナ禍では困難が多く, 利用者ご家族の貴重な時間にやりたいことができないといった状況も見てとれた. 週単位でのリハビリテーションの中では, 楽しみを見つけることも課題となってくる. コロナ禍以前は, 別居のご家族や友人の来訪を喜んだり, 公園や近隣へ行ったりということもあったが, 感染リスクを案じて制限も出てきた. 特に最近はオンライン通話が簡単にできるようになったこともあり, スマートフォンの使い方などをリハビリテーションの時間に勉強していただく, 実際にオンラインでつないでみることも行っている. SMSなどの利用が簡単にできるようになったことで, 事前に一緒に作ったカードや写真を添えて送信するといったこともできるようになり, リハビリテーションプログラムとしても活かされている.

5) 療法士の聞き得る情報とチームにおける協業

リハビリテーション職の関わるACPは命と直結しているわけではない. しかし, 尊厳や生きがいに関わる情報を聞き得る場合があり, ACPにつながる事項として共有が必要である. 療法士が在宅で聞き得ることは, 関わりの中から聞く意思決定につながる「語り」であり, 思わず漏れた本音(家族に話せないことも含め)であり, それが生活している中での生き方の選択につながっていく.

Good Death について海外の研究を紹介した森田らによると, 医師と患者には感じ方, 考え方に異なっている部分がある[1]. この中で「疼痛がないこと」「病状について知っていること」という項目では患者も医師も9割ないしそれ以上が必要と考えており, ほぼ同数であることに対して, 「意識が

明瞭であること」「負担にならないこと」「他人の役に立つこと」という項目については，患者はほぼ9割が必要と回答しているのに対して，医師は4割から6割程度にとどまっている．このような結果に対し，我々在宅ケアに携わるスタッフは「家族の負担になりたくない」「少しでも役に立ちたい」といった「語り」はよく耳にし，その心情をよく理解できる機会に多く遭遇する．その「語り」の中に我々は尊厳や意思を強く感じることがある．我々がこのような利用者の思いを聞き得た時，家族やそれを支えるスタッフがしっかりとその意思をくみ取り，家族支援や生活上の関わりで対応できることは我々の役割であり，職種の特性であると感じている．

文　献

1）森田達也，白土明美：エビデンスからわかる患者と家族に届く緩和ケア，医学書院，2016.
Summary　在宅のがん患者・家族支援に役立つわかりやすい良著．

運動器臨床解剖学

―チーム秋田の「メゾ解剖学」基本講座―

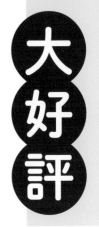

大好評

| 編集 | 東京医科歯科大学 **秋田恵一　二村昭元** | 2020 年 5 月発行　B5 判　186 頁
定価 5,940 円 (本体 5,400 円＋税) |

マクロよりも詳しく、ミクロよりもわかりやすく！
「関節鏡視下手術時代に必要なメゾ (中間の) 解剖学」

肩、肘、手、股、膝、足を中心に、今までの解剖学の「通説」を覆す新しい知見をまとめた本書。
解剖学を学ぶ方のみならず、運動器を扱うすべての方必読です !!

目 次

詳しくはこちら！

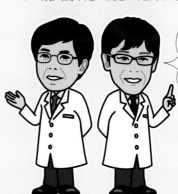

難しすぎずに、
今より理解が
深まります！

全日本病院出版会　〒113-0033 東京都文京区本郷 3-16-4　Tel:03-5689-5989
www.zenniti.com　Fax:03-5689-8030

MB Med Reha **No.284**：63-67, 2023

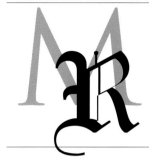

特集／最期まで家で過ごしたい
　―在宅終末期がん治療・ケアにおいてリハビリテーション医療ができること―

在宅終末期がん治療における栄養管理と摂食嚥下リハビリテーション

中村幸伸[*1]　長畑雄大[*2]

Abstract　がん患者においては看取り直前まで口から食べられるということは稀で，徐々に嚥下の状態が悪くなり，多くの方は残された時間が週単位～日単位になってくると経口摂取が進まなくなってくる．がんの終末期だから嚥下リハビリテーションや栄養管理は意味がないと切り捨てることは簡単かもしれないが，患者の立場に立って，敢えてこの時期にリハビリテーション・栄養指導の介入を行うことで，患者本人だけでなく残された家族の満足感にもつながり，終末期緩和ケアの質を高めていくことができると確信している．
　「食べる」ことが命に直結すると考える方は多く，当院では必要なタイミングですぐに動けるように常勤スタッフで在宅 NST チームを組織している．終末期の摂食嚥下リハビリテーション・栄養指導が看取り支援にどのように関わっているか，その役割と支援の内容を提示する．

Key words 　終末期医療（end-of-life care），在宅医療（home medical care），嚥下リハビリテーション（swallowing rehabilitation），栄養指導（nutrition counseling），ACP（advance care planning）

はじめに

　明日地球が滅亡するとしたら，最期の晩餐に何が食べたい？　そんな話をしたことがある方も多いだろう．ラーメンやハンバーグといった大好きなメニュー，ご飯とみそ汁といったいつも食べ慣れたもの，納豆やたまごかけご飯のような日本人ならではの食事…と話にも花が咲く．しかし，それが本当の最後の食事にできる方はどれくらいいるだろう．

　筆者は在宅医療を専門に行っており，当法人でも年間 200 名弱の方が住み慣れた場所での看取りに至っている．残された時間が限られた時，在宅医療の現場では何を大切にするべきか？　最大限苦痛を除去して，体調の安定を保ち，穏やかに過ごせるように支援することが一番に考えられる．食事に関してはどうか？　終末期には経口摂取は困難になるもので，「食べられなくなってきたら，それが寿命」とご家族に説明することも多いだろう．

　では，本当にそれで良いのだろうか？　延命という意味ではなく，残された時間を有意義に過ごしてもらうために「食」はもっと大事にされるものではないだろうかという疑問が生まれる．

　看取り直前まで口から食べられる，嚥下の状態が良いなどということはほとんどなく，多くの方は残された時間が週単位～日単位になってくると，嚥下が悪くなったり，経口摂取が進まなくなってくる．それまでは好きなものが食べられていた方が，急激に ADL が低下して食べられなくなってくる．「最後に○○が食べたい」というニーズに寄り添うためには，このぎりぎりの時期に時間を置かずにリハビリテーション・栄養指導の介入を行う必要がある．

[*1] Yukinobu NAKAMURA，〒 700-0026 岡山県岡山市北区奉還町 1 丁目 7-7　つばさクリニック岡山，院長
[*2] Yuta NAGAHATA，同

表 1. 当院における在宅 NST チームの役割

医　師	対象患者の抽出・問題点の提示 療養に関わる課題の整理と各職種・事業者への指示 プランの最終的な決定・評価 病状のコントロール，急変時の対応　など
言語聴覚士	摂食嚥下機能の評価 嚥下訓練指導(リハビリテーション) 食事介助方法の指導
管理栄養士	食事内容の提案 調理指導 食事の提供
MSW	診療開始までの情報収集および生活面を包括的に みた各種サービスの調整
看護師	各職種のサポート

終末期の食支援は時間との戦いであり，改善の見込みの乏しい症例に対する挑戦でもある．全身状態の悪化を防いで体調を維持する段階の病状の中で，誤嚥・窒息のリスクがある行為を行うことになるが，リスクを負ってでも本人の思いを叶えてあげたい，好きなものを食べさせてあげたいという意向の家族は少なからず存在するため，患者家族へは十分な説明と理解を求めるべきである．

当院では介入が必要なタイミングにすぐに動けるように在宅 NST チームを組織している．終末期の摂食嚥下リハビリテーション・栄養指導が看取り支援にどのように関わっているか，その役割と支援の内容を提示する．

在宅 NST チーム

当院は訪問診療に特化した診療所として，岡山市と倉敷市の2拠点で訪問診療に取り組んでいる．2017年に在宅患者の療養を食の面から支える取り組みとして，管理栄養士と言語聴覚士を配置し，医師・看護師・MSW を含めた「在宅 NST チーム」を立ち上げた．言語聴覚士による定期的な訪問リハビリテーションや管理栄養士による訪問栄養指導を中心に，嚥下内視鏡検査や食事相談などを適宜行っている．各職種の役割を**表 1**に示す．

クラウド型電子カルテシステムを用いて患者情報の共有をしながら，適宜カンファレンスを行うことのできる環境で，タイムリーな連携を心がけている．多くの終末期にある患者と関わるうえで，最期の一口を叶える適切な時期を見逃さない

ことをチーム全員が意識している．

ニーズの抽出

患者やその家族が食の面での不安が最も大きくなるのは，入退院を機にそれまでとは違う在宅療養が必要となった場合が考えられる．摂食嚥下機能障害や病状の変化により，どのような食事が安全で適切なのか，自分達に準備ができるのかなどの悩みが多く聞かれる．もちろん，入院中の食事面についての説明や指導も受けているが，それでも相談が多い理由としては，「病院で食べている様子を見たが，調理風景や方法を見ることはできない」や「自宅とは環境が違うから病院と同じようにはできない」などの声を耳にする．ただ，この入退院のタイミングというのは食の面だけでなく，清潔保持や医療的なケア，日中の介護力の充足など，課題が多いため，こちらから問題点を明確にする働きかけが重要となる．そのため，当院では訪問診療開始前のサービスなどの調整時に MSW や看護師が当院独自のアンケート用紙をもとにスクリーニングを行い，その結果を主治医と言語聴覚士，管理栄養士へとフィードバックしている（**図 1**）．そこで挙げられたニーズをもとに，管理栄養士や言語聴覚士が訪問診療へ同席し，患者や家族から詳細な情報を聴き取っている．

在宅 NST チームが取り組む患者

患者が抱えている背景は様々であり，それぞれに応じたアプローチが求められる．当院における患者の主病名および死因ごとの患者割合を**図 2, 3**に示す．

最も割合が高いのが悪性腫瘍である．悪性腫瘍を主病名とする患者の平均診療期間はおおよそ2か月であり，その大半が終末期である．年齢層は幅広く（**図 4**），終末期である宣告を受けていても治療の継続を望む患者もいる．そのため，緩和的な医療を提供しながらも，「食べなければいけない」という患者の思いにも配慮しなければならない．悪性腫瘍終末期の病態的特徴として，悪液質

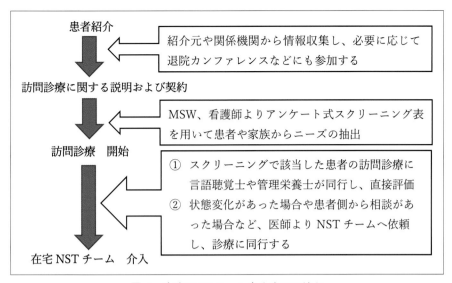

図 1. 在宅 NST チーム介入までの流れ

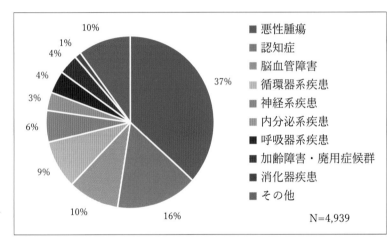

図 2.
主病名別患者割合

N=4,939

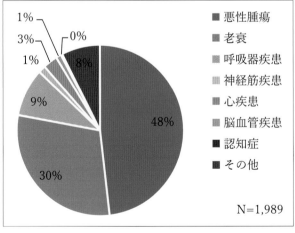

図 3. 死因別患者割合

N=1,989

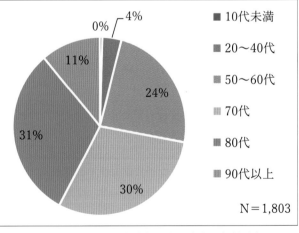

図 4. 悪性腫瘍を主病名とする患者の年齢分布

N=1,803

表 2. 悪性腫瘍患者に対する指導の1例

聴き取った情報	指導内容
「食べなければ元気になれない」 • 椅子端坐位にて1時間かけてプリン1つを食べようとするも後半にかけて疲労感が強く，完食できない． • 1日3，4回，時間を決めて食べようとしており，常に食事のことを考えねばならず，ストレスとなっている． • 家族との食事を重要視している．	**目　標** 現在の摂取栄養量と同等の栄養摂取量を目指す． **提　案** • 疲労感を軽減するため，ベッド上にてドリンクタイプ高カロリー栄養補助食品を水分と同じように摂取する． • 食事時間は決めず，痛みなどがないときに摂取する． • 家族との食事を大事にしているため，夕食の時間を合わせる．　　　　　　　　　　など

表 3. 悪性腫瘍終末期に起こり得る食事に影響を及ぼす変化と対応

病状の進行に伴う変化	指導内容
疲労感や呼吸苦の増強	• 食事姿勢の調整 • 食形態の調整（短時間で摂取可能など）
緩和治療の影響による覚醒低下	• 食事のタイミングを限定
食事量の低下による不安（家族含む）	表2と同様 ※心理面を配慮

による食欲不振や体たんぱく質異化亢進がみられ，積極的な栄養摂取は推奨されないことがある．そのため，まずは患者が何を求め，食の面のどこにもどかしさやストレスを感じているのかなど，会話を通じて明確にする．それから具体的な提案へと移っていく．具体的な指導内容の1例を**表2**に示す．

このような指導をした後も病態や受容の状況を多職種で評価し，提案内容を変化させていく．また，脳腫瘍や緩和医療の影響による覚醒度の低下による誤嚥のリスクも状況によっては考慮しなければならない．

悪性腫瘍が主病名である患者の中で80歳以上の患者が4割を超える（**図4**）．これらの患者では，脳血管疾患のような器質的な嚥下機能障害や加齢に伴うフレイル・サルコペニア，認知症の進行による摂食嚥下機能障害などが複合的に見られる．加齢に伴う変化はおおよそ不可逆的であるため，維持および廃用の進行を遅らせるためのリハビリテーションが必須である．しかし，徐々にADLの低下と嚥下障害は進行する．悪性腫瘍の特徴として，病状進行により食事摂取量自体が急激に減

少することもある．そのため，その進行の過程でタイムリーにリハビリテーションの内容や食事形態，食事の量や内容について，本人および家族の心理的な面も考慮しながら主治医を含め検討し，変更していく必要がある．具体的な変化と，それに対する指導内容を**表3**に示す．

また，これらの患者では，悪性腫瘍末期であっても病状の進行が緩やかな患者も少なくない．その場合，悪性腫瘍に問わず加齢による摂食嚥下障害を有した方や進行性神経系疾患患者に対する中長期的な目標を設定して関わっていく必要がある．具体的な目標設定や指導内容を**表4**に示す．

終末期の食支援

食事摂取量の減少やADLの衰退が徐々に進む中で，折に触れて看取りに対する受容状況は評価する．経口摂取の内容が常食から徐々にペースト状に変化したり，摂取量自体が減少したりすることが受容を促す側面もある．

嚥下機能障害が進行し，経口摂取が難しいと判断された場合，経管栄養など人工栄養の適応がある患者もいるが，それを望まず経口摂取のみを希

表 4. 進行性神経系疾患患者に対する指導の 1 例

介入当初	状態変化後
目　標 ADL の維持向上 合併症や病態悪化予防 **指導内容** ● 機能向上および維持目的のリハビリテーション ● 安全性に留意した食形態の設定 ● 食事介助方法の指導 ● 栄養状態維持を目的とした目標栄養量の設定と具体的な摂取方法の提案	**目　標** 安全に留意しながら食を楽しみ続ける **指導内容** 安全性に留意した, ● 排痰訓練, 口腔ケア ● 味付き綿棒, 氷なめなどの直接訓練 ● 食形態の再設定 　病状の変化に見合った目標栄養量の見直し <div align="right">など</div>

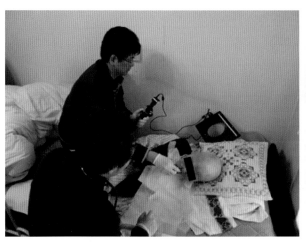

図 5. 嚥下内視鏡検査の様子

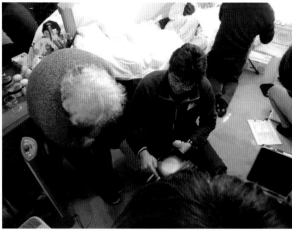

図 6. 検査結果を家族へ説明する様子

望する方も少なくない. "食"に求める考え方も様々であり, 中には誤嚥のリスクが高くても嚥下機能に適さない形態の食べ物を求める方や, 経口摂取不可能と診断されてもなお経口摂取を希望する方もいる. そのような場合は, 本人・家族に嚥下機能の現状を理解してもらう努力が必要である. 医師や言語聴覚士が資料を用いながら説明するが, 患者の希望によっては嚥下内視鏡検査(**図5**)を行う. 実際の映像を見てもらうことで, より理解はしやすい(**図6**).

経口摂取がリスクを伴う場合, 誤嚥性肺炎や窒息のリスクを理解してもらったうえで, 希望を叶える取り組みを行うことが重要である. できる限り安全に配慮するため, 完全側臥位など姿勢や介助方法の指導, 吸引や口腔ケアの指導, 食形態の設定などを行うが, 発熱などがあった場合は医師が対応する. 患者や家族が望む在宅療養を実現させるためには, 看取りに対する受容が進んでいな

いケースや介護力の乏しいケースでは難しいであろう. そのため, 食の面でもできるだけ早期にNST チームが介入し, 時間をかけて病状に寄り添うことが, 患者の満足度の高い看取りにつながると考えている.

おわりに

終末期を自宅で過ごすということは, 家族は患者の ADL が刻々と低下していく様子を見守ることになる. その中でも「食べる」ことが命に直結すると考える方は多い. 回復が望めない時期だからこそ摂食嚥下に対する支援を手厚くし, しっかり寄り添うことが大切である. 住み慣れた場所での看取りを支えていくうえで, 食事を摂ること, 最期の一口を叶えることは患者本人だけでなく, 残された家族の満足感にもつながる大切な一要因である.

MB Med Reha **No.284**：**68-73**, 2023

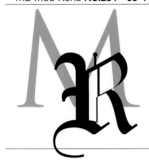

特集／最期まで家で過ごしたい
—在宅終末期がん治療・ケアにおいてリハビリテーション医療ができること—

最期まで「自分らしく生きる」を支える
—実現に向けた相談支援のプロセス—

黒野義明*¹　　伏屋洋志*²

　Abstract　がんになっても最期まで「自分らしく生きたい」という思いは，年齢，性別，居住地，家族構成などの属性に関わらず，多くの人々が抱くものである．しかし，皆が自分の思いを医療者と共有し，納得した最期を過ごすことができているわけではない．患者一人ひとりが思い描く「自分らしい生活」の実現のためには，まず医療者は患者・家族の語りを先入観なく聴き，思いを共有することから始め，進む道をともに模索していくプロセスが重要である．本稿では，最期まで自分らしく生きたいと望む患者・家族の意思決定や必要な医療・福祉・介護サービスの選択の支援，リハビリテーションスタッフを含む院内多職種や地域の関係機関との連携などについて事例を通して紹介する．その上で在宅終末期がん治療・ケアに携わるすべての医療者に必要な支援の姿勢について考察する．

　Key words　自分らしく生きる（always stay true to myself），意思決定（decision making），相談支援のプロセス（process of consultation support），がん患者・家族のソーシャルワーク（oncology social work）

はじめに

　本稿では，がん終末期の患者が自宅で過ごすうえで患者・家族への相談支援，院内の多職種・地域の関係機関との連携調整にあたる medical social worker（以下，MSW）が重要視していることについて述べたい．「自宅で過ごす」という意味は，ただ自宅にいることができればよいというものではなく，患者ごとに異なる「自分らしい生活」の実現のことである．MSW は，何を優先するのかを患者・家族，医療機関や地域の関係機関と検討・共有し，希望を実現するための工夫とプロセスを丁寧に踏むことにより，患者とともに「自分らしさ」を追求している．特に，リハビリテーションスタッフとの協働は入院中でも在宅でも欠かせないものである．ここでは１つの事例を通して，

実際にがん終末期の患者が自宅で過ごすための準備の内容や支援プロセスを紹介する．

事　例

　この事例では個人が特定されないよう細部を改変している．

1．患者背景

　患者は 70 代，男性．70 代の妻と２人で，当院から車で１時間ほどの地域に居住している．県外に息子がいる．

　当院にてリンパ節転移のある進行胃がん StageⅢと診断され，同時に幽門狭窄からの経口摂取困難のため入院となった．入院時点で自立歩行は困難で車椅子移動にも介助を必要としていた．嚥下機能の低下と通過障害のため CV ポートによる中心静脈栄養管理を行い，減圧目的の経鼻胃管留

*¹ Yoshiaki KURONO，〒 411-8777 静岡県駿東郡長泉町下長窪 1007　静岡県立静岡がんセンター患者家族支援センター在宅転院支援室，主査・MSW
*² Hiroshi FUSEYA，同センターリハビリテーション科，部長

置，尿閉のため膀胱留置カテーテルと便失禁のおむつ管理などの医療的ケアを必要としていた．Performance status（PS）4，全身状態から担当医は胃がんに対する手術や化学療法は推奨されないと診断し，患者・妻と相談の結果，積極的な治療は行わない方針に合意となり，全身状態や必要な医療管理の内容から在宅療養は困難と思われることの説明と，長期療養の可能な病院への転院が提示された．また，妻のみに予後予測は半年程度と説明された．そこでMSWに転院調整の依頼があった．

2．MSWとの初回面談

上記のように厳しい病状・治療方針が説明されてショックが大きかったであろうことを考慮して，MSWと患者・妻との面談は数日後に実施することとした．面談時に患者は第一声で「できれば家に帰りたい，入院はしたくない」と話された．妻からは「本人は去年骨折をして治療とリハビリテーションで3か月以上も他院に入院していて，その時に『もう俺は入院したくない』と強く言っていた．コロナで会えないのが相当辛かったのだと思う．それは私も同じ．家に連れて帰ってあげたいと思う．来年の金婚式を一緒に迎えたい．できれば最期まで看てあげたい．でも本当に家で看られるのか，家で何かあったらと考えるととても不安」，「息子からは『推奨されないとしても手術ができるのであれば，可能性に賭けて手術してほしいのが本音．最大限生きてほしい．家よりも入院の方が安心じゃないか』と言われた」との訴えがあった．

医療を実施する担当医に対して医療を受ける患者の立場から自らの意思や希望を伝えることは，患者にとっては躊躇や遠慮を伴う[1]．今回の担当医との面談でも，患者・妻は自分の希望をうまく伝えることができずに転院方針に了承した可能性がある．しかし，時間をおいてMSWに相談したことで，実現可否にとらわれず患者・妻それぞれの意思を表出しやすくなったのではないかと推察される．

さらに，患者・妻と息子の思いに相違があることがわかった．今後の方針決定の上では，進行がんを抱えた患者が自宅で過ごす状況に対して息子が不安を感じ，患者や妻が望まない病院への入院や積極的治療をすすめ，患者・家族間の関係性に影響を与える可能性がある．そのため患者が自宅療養を希望した理由や背景について，息子も理解できるように支援する必要があると考えた．

3．転院から自宅退院に方針切り替え

患者・妻ともに共通する自宅退院への強い思いを確認できたが，在宅療養で懸念されることは妻の介護負担である．自宅近くに頼れる親族などはおらず，妻のみで介護や医療ケアを管理していく必要があり，予後予測が半年程度と見込まれる中で在宅介護を行っていくことの負担感やリスクについて，妻が理解できるような支援が必要となる．

そのため，あらためて担当医と患者・妻との面談の場を設け，息子にもオンラインで参加できるよう調整し，そこにMSWも同席した．担当医より，現在の病状と手術が推奨されない理由について再度説明があった．加えて，今後予測される症状として疼痛の出現や嘔吐による誤嚥性肺炎などの可能性を指摘し，同じ状態のまま家で過ごせるのではなく，病状進行に伴い必要な介護やサポートも変化していくことの理解を促した．

このように進行がんという病状や医療依存度の高い状態であるため，「入院の方がよい」という先入観を持つことは一般的に仕方のないことである．MSWは施設や病院で療養することは安心感や妻の介護負担の軽減が図れるメリットがあることを患者・家族と共有したうえで，それでも患者は在宅療養への意思が強いことを再確認した．息子もリスクを承知したうえで自宅で過ごしたいという患者や妻の覚悟を理解できた．「心配はあるけど，両親が決めたことは尊重したいと思う」と患者・妻の自宅退院の希望を受け止められたようだった．

この面談をもって，自宅退院の方針に変更となった．また，患者の状態や当院までの距離を考

慮して，退院後は当院への通院ではなく在宅医療に切り替えること，各種在宅サービスの導入調整を進めることで合意した．

方針決定にあたっては，医師の提案のみによらず，患者が本当に過ごしたい場所はどこなのかを明確にし，家で過ごさせてあげたいという家族の気持ちも大切にして，療養場所や看取りについて自己決定できるよう支援することが重要である[2]．

4．自宅退院に向けた準備内容の検討

自宅退院の方針に決定し，あらためて自宅での過ごし方を患者・妻と相談した．患者は将棋や麻雀，カラオケと多趣味であったが，「特にどうこうしたいとかは思いつかないけど，家でのんびり過ごしたい．介護のサービスを使って帰れるならそれでいい」と言われた．妻は「本人が過ごしたいように過ごしてもらえれば，介護は不安がありますけど，やってみるしかないですよね．色々活用していきたいです」とのことであった．

そこで患者・妻と，今の状態で家に帰ったら，どのような生活になるか，起床から就寝までの行動の1つ1つをともに想像し，必要な介護サービスについて具体的に検討した．

例として「起床後はリビングまで移動して過ごす」という行動に関しては，次の項目について話し合った．
- 自宅の部屋の構造や家具の位置から予想されるベッド設置位置
- 起床後の起き上がりや車椅子移乗時の介助内容
- 自室からリビングまでの動線
- 妻が外出する場合の患者の過ごし方

その他に重要な問題として，現状で患者は経口摂取を許可されていなかったが，患者からは「口から食べたい，お酒を飲みたい，鼻の管を抜きたい」という強い希望があった．入院中は経口摂取後の誤嚥や嘔吐によって退院延期・中止となるリスクがあることから，ひとまずはできる限り早期に自宅退院することを最優先の目標とした．

患者の activities of daily living（ADL）だけではなく，自宅環境やサポート状況などの周辺情報に

ついても確認することで，患者・家族も今の自分にできることをより具体的に認識することができる．一方で，自分1人では困難なことや，家族のサポートだけでは不十分な部分にも目を向けることで，患者・家族は介護の必要性を理解し，それがサービスの主体的な利用につながる．医療者が客観的に見て介護サービスを一方的に提案するのではなく，その必要性を患者・家族が認識できるような働きかけが重要である．

この事例でも一通りの在宅生活を患者・妻とともに想像したうえで，介護保険制度の利用と在宅医による訪問診療と，訪問看護の導入が必要であることを共有し，地域の関係機関との調整をMSWが行うこととした．

5．自宅退院に向けた院内多職種との連携

上記の自宅退院の方針や希望を院内の関係職種と共有し，各職種の役割を確認した（**表1**）．各職種がその専門性を活かしながら多職種で連携を図った．

6．地域の関係機関との連携

介護保険申請とともに，地域のケアマネジャー・訪問看護師・在宅医に支援を依頼し，患者・家族の情報を提供した．社会資源の活用については，ケアマネジャーが自宅環境を確認し，介護ベッドや車椅子などの福祉用具や，デイサービスや訪問入浴サービスの利用に向けて手配を進めた．

また，医療保険の適用となる訪問診療や訪問看護に関しては，在宅医と当院担当医，訪問看護師と病棟看護師とで，それぞれ書面・電話により情報共有や，退院後の留意事項を確認していきながら，退院後の対応内容を確認した．在宅医には退院後の定期的な訪問診療・処方・各種医療器材の提供などを依頼した．訪問看護ステーションには，患者の状態確認に加え，主に妻が管理する医療ケアの手技の確認・指導を依頼した．特に今回から導入となる各種医療管理に対して妻は不安が強いため，退院直後の一定期間は頻回な訪問により安心できるよう計画した．

表 1. 退院支援における各職種の専門性

職種名	患者・家族のアセスメント	在宅移行に向けた診療・支援内容
医師 （外科医・主担当医）	• リンバ節転移のある進行胃がん Stage Ⅲ • 幽門狭窄による通過障害，嚥下機能の低下による経口摂取困難 • 尿閉 • 全身状態から積極的治療は推奨しない	• 経鼻胃管留置，膀胱留置カテーテル挿入，中心静脈栄養管理を行い，在宅医に引き継ぐ • 在宅で管理しやすい薬剤への変更，調整を行う • 退院後の生活の質（QOL；quality of life）の向上のためにリハビリテーションが必要と判断し，リハビリテーション科へ診療を依頼
医師 （リハビリテーション科医）	• PS 4 の状態だが，安全に訓練を行うことができる状態	• 患者に対してリハビリテーションの必要性を説明し，同意を得た • PT，ST に必要な指示を出した
理学療法士（PT）	• 低栄養，長期臥床による ADL が低下している状態 • 患者が訓練に対して積極的 • 妻の介護負担が想定される	• 患者の自宅退院への強い意思を尊重し，自宅での動作を想定した訓練を行った • 妻が訓練を見学し，機能回復の具合を直接確認することで，退院後の生活を想像できるよう支援した
言語聴覚士（ST）	• 嚥下機能の低下による経口摂取困難 • 患者の経口摂取の強い希望	• 患者の「口から食べたい」という意思を尊重し，嚥下障害の間接訓練を行った • 患者や妻に自宅での自主練習を指導した
病棟看護師	• 中心静脈栄養，経鼻胃管の管理が必要な状態 • 車椅子への移乗やオムツ交換などの介助が必要な状態 • 主介護者は妻 • 妻は医療管理に対する不安が強い	• 妻の気持ちを傾聴し，不安軽減のために，訪問看護師が対応できる範囲を明確にした • 妻に各種医療手技・管理方法の指導を行った • 妻にオムツ交換や更衣などの介護指導を行った
MSW	• 自宅退院の負担を想像しながらも，患者・妻は自宅退院への強い思いを医療者に表出できた • 息子は断片的な情報から，自宅ではなく，入院継続の方が安心と思っている • お互いの思いや状況を理解し合い話し合って自分たちの最善を選択することができる家族	• 患者の状態や家で過ごしたい思い・覚悟を息子が理解できるよう，医師との面談の機会を設けた • これまでの家族の歴史についての語りを聴き，この家族が自宅で一緒に過ごすことの意味を共有した • 退院準備の過程で揺れる患者や妻の気持ちに寄り添いながら，家に帰るために必要な院内・地域の社会資源と連携を図った

さらに，介護者が高齢の妻のみとなり，また，患者の予後予測が比較的長期となることから，妻の介護疲労の軽減のためのレスパイト対応についてケアマネジャーと相談した．清水らの研究では，介護期間は3～6か月を経過するうちに介護疲れはピークに達し，精神的にも疲労，不安，責任などのストレスからバーンアウトする傾向があるとされている[3]．介護保険サービスのショートステイも候補であったが，患者は医療依存度が高い状態であるために，地元の病院の地域包括ケア病棟を候補とし，MSW より受け入れの可能性を打診した．さらに，急な状態変化などにより在宅療養の維持が困難になる場合の入院先についても検討した．在宅医で取り扱いのある薬剤ではコントロール困難な苦痛症状が出現した場合など緊急の対応が必要な場合には，在宅医からの連絡を受けて当院での入院が可能であることを確認した．

7．退院前カンファレンス

退院1週間前に患者・妻と院内多職種（担当医・病棟看護師・PT・ST・MSW）と地域の関係機関（在宅医・訪問看護師・ケアマネジャー）とのカンファレンスを開催した．地域の関係機関は当院から遠方であり，また，新型コロナウイルスの感染拡大防止による来院制限もあるため，Zoom を用いたオンライン開催となった．コロナ禍によりオンラインによる会議が一般化したことで，かえって当院から遠方の事業所とも簡便にカンファレンスを開催できるようになっている．

今回のカンファレンスでは，患者・妻と院内外の関係者が以下の項目について共通認識をもった．
• 患者の状態や治療方針，妻の医療手技の獲得状況，リハビリテーション状況，その他退院に向けた調整状況などの情報共有
• 退院後の生活で想定される課題や病状進行に

伴って予測される症状と，それらの対応策の検討と共有

- 介護サービスなどの利用時の注意点の確認
- 患者や妻の退院に対する希望や不安などの再確認

　カンファレンス後に妻からは「退院の準備は手探りで進めているために心細い思いが正直あったが，皆さんに助けていただけると感じられて今ではとても心強い．この場に参加できてよかった」との言葉が聞かれた．このように，多職種でうまく連携がとれているという感覚は，患者・家族に安心感をもたらすことができる[4]．

8. 自宅退院，在宅看取り

　MSW の初回面談から3週間後に自宅退院となった．退院後も患者は「何がなんでも食べたい」と経口摂取の希望が強く，妻もリスク了承の上で，入院中は許可されなかった経口摂取，そして飲酒も実現でき，患者・妻ともに大変喜ばれていた．また，退院2か月後には経鼻胃管を自己抜去した際に，患者がどうしても再留置しないでほしいと訴え，相談の結果，再留置しなかった．一方で，心配していた妻の介護負担は限界を迎えることなく，退院から3か月後，妻・息子が見守る中，自宅で息を引き取った．妻は「やり切りました．最期のギリギリまで私が料理したものを食べてくれたという満足感があります」と，納得のいく看取りができたようであった．

考　察
―患者の自分らしさを支えるために―

　これまで相談支援のプロセスについて事例を通して述べてきたが，患者が最期まで「自分らしく生きる」ための支援のポイントは以下の3点に整理できると思われる．

1. 医療者側が先入観を持たず，患者・家族の希望や理想をまず聴いていくこと

　当初 MSW 介入依頼時には，医療者側が先だって自宅退院は困難であろうと判断して転院をすすめていた．たしかに患者が置かれている状況を考慮すれば，妻のみでその状態の患者を看ていくのは介護の負担が相当大きいだろうと推察できるものである．

　しかし，目の前の患者が life（生命・人生・生活）の主体者であり，自らの意思を語る力を持っていることを忘れてはならない．今回の事例であれば，医療者は患者が置かれている医療的な状況から先にゴールを指し示すのではなく，自宅退院か自宅以外の場所で療養か，また，その選択をする理由について患者・家族の語りを聴くことから始めることが必要だと考える．また，時にはすぐに結論が出ないこともあるが，患者・家族とともに悩み，進む道を模索することも重要なプロセスである．入澤らは，医療者側の価値観の押し付けや，「在宅看取りは無理だ」といった諦めにより，患者・家族の選択肢を狭めるのではなく，患者・家族の希望，思いを引き出し，実現に向けて方法を考え，支援，連携することが看護師の役割である[5]と述べているが，看護師だけではなく，患者・家族の支援に携わるすべての医療者に必要な姿勢であると考える．

2. 患者・家族の希望や不安を受け止め，繰り返し安心を提供できるような支援プロセスの重要性

　谷口らの研究では，病院側からの情報提供が断片的だと，介護者はがん患者の在宅ターミナルケアに関してどのようなサービスが利用できるかを想起できない傾向があると示されている[6]．在宅療養を支援する上で医療スタッフ側が常に意識しておくべきことは，患者や家族が何を希望しているか，何を不安に感じているかということである．さらに，その時点では患者や家族が認識していないが予測される今後の課題や困難について，いかにわかりやすく患者や家族に伝え，それらに対する利用可能な支援やサービスについて丁寧に相談・提案することも重要となる．

　今回の事例では，経口摂取の再開やできる限りの ADL 維持を目指したい患者には訪問リハビリテーションを，医療管理に不安がある妻には訪問

看護や訪問診療の導入を提案した．また，レスパイトやバックアップ体制を整えられたことも，患者・家族だけでなく，地域の支援者の安心につながった．患者・妻は退院前の院内外の多職種カンファレンスに参加したことで，皆が一体となり支援にあたることを実感することができたと思われる．

相談支援においてはこのプロセスが重要であり，唐突に具体的なサービス利用の提案から始めても患者・家族は理解することが難しい．1つずつ患者・家族の理解を確認しながら，ステップを次に進めていく．時には調整が立ち止まったり，あるいは逆戻りしたりすることもあるが，最終的な患者・家族が納得のいくゴールへ向かうための必要な支援プロセスと受け止める．

3.「自分らしい生活」を実現するためのリハビリテーション治療の重要性

今回の患者は「まず家に帰ること」が第一であり，入院中は自宅に帰ってからの過ごし方の希望は具体的に聞かれなかった．しかし，自宅退院の方針が決まり調整が開始されると，経口摂取の意向を示された．患者にとっては「食べること，お酒を飲むこと」が「自分らしさ」の1つであった．入院中に経口摂取することは叶わなかったものの，退院時に地域の訪問リハビリテーションスタッフへ引き継ぐことで，入院から在宅へ切れ目のないリハビリテーションが継続され，最終的には患者の希望が叶えられた．このことは患者だけでなく，家族も含めた喜びや満足にもつながった．しかし特筆すべきことは経口摂取できたことの結果以上に，最期まで患者の生きる力に寄り添い，思いを支え続けたリハビリテーションスタッフの丁寧な関わりであったと考える．

おわりに

厚生労働省の調査では，末期がんと診断された場合に，最期まで自分らしく好きなように過ごせるよう，自宅で療養したいと望む人が多いことが示されている[7]．

入院から自宅退院・在宅療養で利用できる制度・資源の検討も重要であるが，まずは患者・家族ごとに異なる十人十色の「過ごしたい日常」とは何かに耳を傾け，医療者の先入観の範疇で判断せずに，患者・家族が望めばどんな状態・状況であれ在宅療養の方法をともに模索する姿勢を，どの職種も常に持ち続ける必要がある．

文 献

1) 上白木悦子：緩和ケア・終末期医療における医療ソーシャルワーカーの役割の必要性．社会福祉学，62(1)：14-26，2021.
   Summary 緩和ケア・終末期医療におけるMSWの役割について，相談経験のない患者に対する調査・分析から考察されている．
2) 大園康文ほか：終末期がん患者の在宅療養継続を促進・阻害する出来事が死亡場所に与えた影響—経時的なパターンの分類化—．Palliat Care Res，9(1)：121-128，2014.
3) 清水マキほか：ターミナルステージを在宅で過ごす老人患者と家族の介護状況と看護．ターミナルケア，8(1)：44-52，1998.
4) 尾形由起子ほか：終末期がん療養者の満足な在宅看取りを行った配偶者の介護経験．日地域看護会誌，20(2)：64-72，2017.
   Summary 在宅看取りの方針選択〜看取り後に至るまでを，主介護者である配偶者の体験から紐解き，配偶者の主体性と多職種による連携支援の重要性を再認識できる．
5) 入澤亜紀ほか：—【訪問看護ステーションの立場から】—最期は家での願い(request)をかなえる—「在宅療養してみて考える」柔軟な選択肢の提案，看管理，28(3)：214-217，2018.
6) 谷口友理，松浦和代：がん患者の在宅ターミナルケアへの移行過程に関する研究．日看研会誌，28(4)：27-42，2005.
7) 厚生労働省：平成29年度人生の最終段階における医療に関する意識調査結果．
   〔https://www.mhlw.go.jp/file/05-Shingikai-10801000-Iseikyoku-Soumuka/0000200749.pdf〕
   (2022-08-07 参照)

FAX による注文・住所変更届け

改定：2015 年 1 月

毎度ご購読いただきましてありがとうございます．
読者の皆様方に小社の本をより確実にお届けさせていただくために，FAX でのご注文・住所変更届けを受けつけております．この機会に是非ご利用ください．

◇ご利用方法

FAX 専用注文書・住所変更届けは，そのまま切り離して FAX 用紙としてご利用ください．また，注文の場合手続き終了後，ご購入商品と郵便振替用紙を同封してお送りいたします．**代金が 5,000 円をこえる場合，代金引換便とさせて頂きます．**その他，申し込み・変更届けの方法は電話，郵便はがきも同様です．

◇代金引換について

本の代金が 5,000 円をこえる場合，代金引換とさせて頂きます．配達員が商品をお届けした際に，現金またはクレジットカード・デビットカードにて代金を配達員にお支払い下さい(本の代金＋消費税＋送料)．(※年間定期購読と同時に 5,000 円をこえるご注文を頂いた場合は代金引換とはなりません．郵便振替用紙を同封して発送いたします．代金後払いという形になります．送料は定期購読を含むご注文の場合は頂きません)

◇年間定期購読のお申し込みについて

年間定期購読は，1 年分を前金で頂いておりますため，代金引換とはなりません．郵便振替用紙を本と同封または別送いたします．送料無料，また何月号からでもお申込み頂けます．
毎年末，次年度定期購読のご案内をお送りいたしますので，定期購読更新のお手間が非常に少なく済みます．

◇住所変更届けについて

年間購読をお申し込みされております方は，その期間中お届け先が変更します際，必ずご連絡下さいますようよろしくお願い致します．

◇取消，変更について

取消，変更につきましては，お早めに FAX，お電話でお知らせ下さい．
返品は，原則として受けつけておりませんが，返品の場合の郵送料はお客様負担とさせていただきます．その際は必ず小社へご連絡ください．

◇ご送本について

ご送本につきましては，ご注文がありましてから約 1 週間前後とみていただきたいと思います．お急ぎの方は，ご注文の際にその旨をご記入ください．至急送らせていただきます．2〜3 日でお手元に届くように手配いたします．

◇個人情報の利用目的

お客様から収集させていただいた個人情報，ご注文情報は本サービスを提供する目的(本の発送，ご注文内容の確認，問い合わせに対しての回答等)以外には利用することはございません．

その他，ご不明な点は小社までご連絡ください．

株式会社 全日本病院出版会　〒 113-0033 東京都文京区本郷 3-16-4-7 F
電話 03(5689)5989　FAX03(5689)8030　郵便振替口座 00160-9-58753

FAX 専用注文書

5,000 円以上代金引換

ご購入される書籍・雑誌名に○印と冊数をご記入ください

○	書 籍 名	定価	冊数
	健康・医療・福祉のための睡眠検定ハンドブック up to date	¥4,950	
	輝生会がおくる！リハビリテーションチーム研修テキスト	¥3,850	
	ポケット判　主訴から引く足のプライマリケアマニュアル	¥6,380	
	まず知っておきたい！がん治療のお金，医療サービス事典	¥2,200	
	カラーアトラス　爪の診療実践ガイド　改訂第2版	¥7,920	
	明日の足診療シリーズⅠ 足の変性疾患・後天性変形の診かた	¥9,350	
	運動器臨床解剖学—チーム秋田の「メゾ解剖学」基本講座—	¥5,940	
	ストレスチェック時代の睡眠・生活リズム改善実践マニュアル	¥3,630	
	超実践！がん患者に必要な口腔ケア	¥4,290	
	足関節ねんざ症候群—足くびのねんざを正しく理解する書—	¥5,500	
	読めばわかる！臨床不眠治療—睡眠専門医が伝授する不眠の知識—	¥3,300	
	骨折治療基本手技アトラス—押さえておきたい10のプロジェクト—	¥16,500	
	足育学　外来でみるフットケア・フットヘルスウェア	¥7,700	
	四季を楽しむビジュアル嚥下食レシピ	¥3,960	
	病院と在宅をつなぐ 脳神経内科の摂食嚥下障害—病態理解と専門職の視点—	¥4,950	
	睡眠からみた認知症診療ハンドブック—早期診断と多角的治療アプローチ—	¥3,850	
	肘実践講座　よくわかる野球肘　肘の内側部障害—病態と対応—	¥9,350	
	医療・看護・介護で役立つ嚥下治療エッセンスノート	¥3,630	
	こどものスポーツ外来—親もナットク！このケア・この説明—	¥7,040	
	野球ヒジ診療ハンドブック—肘の診断から治療，検診まで—	¥3,960	
	見逃さない！骨・軟部腫瘍外科画像アトラス	¥6,600	
	肘実践講座　よくわかる野球肘　離断性骨軟骨炎	¥8,250	
	これでわかる！スポーツ損傷超音波診断 肩・肘+α	¥5,060	
	達人が教える外傷骨折治療	¥8,800	
	ここが聞きたい！スポーツ診療Q&A	¥6,050	
	訪問で行う 摂食・嚥下リハビリテーションのチームアプローチ	¥4,180	

バックナンバー申込（※ 特集タイトルはバックナンバー 一覧をご参照ください）

❀メディカルリハビリテーション（No）

No_____　　No_____　　No_____　　No_____　　No_____

No_____　　No_____　　No_____　　No_____　　No_____

❀オルソペディクス（Vol/No）

Vol/No_____　　Vol/No_____　　Vol/No_____　　Vol/No_____　　Vol/No_____

年間定期購読申込

❀メディカルリハビリテーション	No.	から

❀オルソペディクス	Vol. No.	から

TEL：　　　（　　　）　　　　　　　FAX：　　　（　　　）

ご住所	〒		
フリガナ			診療科目
お名前		要捺印	

FAX 03-5689-8030 全日本病院出版会行

年　月　日

住 所 変 更 届 け

お名前	フリガナ		
お客様番号			毎回お送りしています封筒のお名前の右上に印字されております8ケタの番号をご記入下さい。
新お届け先	〒　　　都道府県		
新電話番号	（　　　　）		
変更日付	年　月　日より		月号より
旧お届け先	〒		

※ 年間購読を注文されております雑誌・書籍名に✓を付けて下さい。

☐ Monthly Book Orthopaedics （月刊誌）

☐ Monthly Book Derma. （月刊誌）

☐ Monthly Book Medical Rehabilitation （月刊誌）

☐ Monthly Book ENTONI （月刊誌）

☐ PEPARS （月刊誌）

☐ Monthly Book OCULISTA （月刊誌）

FAX 03-5689-8030

全日本病院出版会行

各号定価 2,750 円（本体 2,500 円＋税）．（増刊・増大号を除く）
在庫僅少品もございます．品切の場合はご容赦ください．
（2023 年 1 月現在）

掲載されていないバックナンバーにつきましては，弊社ホームページ（www.zenniti.com）をご覧下さい．

2023 年　年間購読　受付中！
年間購読料　40,150 円(消費税込)(送料弊社負担)
(通常号 11 冊＋増大号 1 冊＋増刊号 1 冊：合計 13 冊)

click

全日本病院出版会　　　　検　索

次号予告

Monthly Book Medical Rehabilitation　No.284

2023 年 2 月 15 日発行（毎月 1 回 15 日発行）
定価は表紙に表示してあります.
Printed in Japan

発行者　　末　定　広　光
発行所　　株式会社　全日本病院出版会
〒 113-0033 東京都文京区本郷 3 丁目 16 番 4 号 7 階
電話（03）5689-5989　Fax（03）5689-8030
郵便振替口座 00160-9-58753

© ZEN・NIHONBYOIN・SHUPPANKAI, 2023

印刷・製本　三報社印刷株式会社　　電話（03）3637-0005
広告取扱店　㈱日本医学広告社　　電話（03）5226-2791